María Rubí Vargas et al

TERAPIAS COMPLEMENTARIAS Y SALUD HOLÍSTICA

María Rubí Vargas et al

TERAPIAS COMPLEMENTARIAS Y SALUD HOLÍSTICA

Intervenciones no invasivas que fortalecen el nivel de salud y bienestar de las personas

Editorial Académica Española

Publisher:
Editorial Académica Española
is a trademark of
Dodo Books Indian Ocean Ltd. and OmniScriptum S.R.L publishing group

120 High Road, East Finchley, London, N2 9ED, United Kingdom
Str. Armeneasca 28/1, office 1, Chisinau MD-2012, Republic of Moldova, Europe
Managing Directors: Ieva Konstantinova, Victoria Ursu
info@omniscriptum.com

Printed at: see last page
ISBN: 978-620-0-03893-7

TERAPIAS COMPLEMENTARIAS Y SALUD HOLÍSTICA

Este libro es una producción de los miembros de los Cuerpos Académicos:
Estilos de Vida y Salud y Educación (UNISON-CA-8)
Cuidado de Enfermería, Educación y Trabajo (UNISON-CA-192)

María Rubi Vargas
Sandra Lidia Peralta Peña
Reyna Isabel Hernández Pedroza
Claudia Figueroa Ibarra
María Alejandra Favela Ocaño

Contenido

Introducción

Las intervenciones de enfermería integrativa promueven el bienestar y la perspectiva de la salud integral en las personas, en las últimas décadas han ganado rentabilidad en la población general debido a los beneficios en la salud, como también en el manejo del estrés y el alivio de síntomas en el proceso de la enfermedad, cronicidad y en la recuperación. Las intervenciones integrativas utilizan estrategias basadas en la evidencia para coadyuvar la salud holística (mente-cuerpo-espíritu) centrada en la totalidad del sistema. Además, las intervenciones apoyan la capacidad de sanación única e interior del individuo e incluye la selección de terapias más apropiadas en el cuidado.

Desde sus inicios, la enfermería ha sido una disciplina centrada en el cuidado humanizado, que desde el siglo XIX, Florence Nightingale, fundadora de la enfermería moderna, señalaba que la función de la enfermera consistía en colocar al paciente en las mejores condiciones posibles para que la naturaleza ejerciera su función y se apoyara con el cuidado el poder curativo innato del individuo.

Es de primordial importancia que los y las enfermeras reconozcan las diversas prácticas complementarias que en el contexto global la población utiliza y las incorpore en la medida de lo posible en su autocuidado y en el proceso de atención de enfermería en la persona, familia y grupos en los diferentes escenarios donde brinde el cuidado, en el ejercicio de la práctica y desempeño profesional.

El presente trabajo constituye un esfuerzo de los docentes integrantes de los Cuerpos Académicos Estilos de Vida y Salud y Cuidado de Enfermería, Educación y Trabajo de la Universidad de Sonora, con la finalidad de incrementar y fortalecer el conocimiento y práctica de las intervenciones complementarias tanto en las estudiantes, como en los docentes y en los profesionales de la salud.

Se extiende un agradecimiento especial a las Licenciadas Enfermeras: Ilse Yovana Sau Gracia, Fátima Paloma Falcón Quintero, Zobeyda Ortiz Hernández y Fernanda Garzón Gautrín, por su contribución en la aplicación de las terapias complementarias en las diversas unidades laborales.

I. Antecedentes y evolución de las terapias complementarias

Según datos de la medicina mesopotámica (4000 años a. C.) la enfermedad y curación se basaba en el pensamiento mágico, se creía que las enfermedades eran originadas por espíritus que entraban al cuerpo de las personas y que la forma de curarse era el expulsarlos del cuerpo, para ello los chamanes usaban sustancias animales, amuletos e imanes con contenido de sustancias orgánicas e inorgánicas, plantas medicinales, puesto que estaban familiarizados con la flora del lugar donde residían, y con sus propiedades medicinales y tóxicas. Éstos en conjunto con los rituales complementaba la habilidad del chaman y el efecto curativo [1].

Por otra parte, referente al empleo de plantas medicinales se menciona la época prehistórica (año 3000 a. C), grabado en tablas de arcilla donde se citan las propiedades calmantes de la adormidera (Papaver somniferum). Otro de los textos antiguos encontrados fueron los de los egipcios, destacan los papiros de Ebbers (1500 a. C.) y el de Edwin Smith (1600 a. C.) los cuales hacen referencia al uso de plantas medicinales [1-3].

La medicina ayurveda en la India (8000 años a. C), forma parte del sistema de medina tradicional que desde esa época concebía a la persona como una unidad, sostenía que las enfermedades eran influenciadas por los estados emocionales de la persona, para lo cual empleaba las plantas de la región, aplicando fórmulas de especies medicinales como el kion, pimienta y comino. Utilizaba técnicas de desintoxicación, maceradas y tónicas con vegetales, especias y minerales, además instruía sobre hábitos de alimentación adecuados acorde a las características de la región y estación. También se practicaba la estimulación de puntos en el cuerpo para eliminar el dolor. Se dice que la ayurveda es la madre de todas las medicinas, incluida la medicina tradicional china y griega [4,5].

Parte de la utilización de las plantas y flores en la salud lo constituyen los aceites esenciales en las culturas egipcias y chinas (4500 a. C) que se utilizaban con fines medicinales y cosméticos. Se menciona que siglos más tarde, en el siglo XIV hubo una epidemia en Europa conocida como peste negra, se dice que hubo individuos que escaparon de la infección debido a la acción de plantas aromáticas, ya que algunos de los que trabajaban en campos de lavanda y curtidores de

5

aceites esenciales para la preparación de perfumes no enfermaron (3,6). Fue en el siglo XX (1920) cuando por accidente el químico René-Maurice Gattefossé que trabajaba en un comercio de perfumes, sufrió una quemadura en la mano, misma que sumergió en aceite esencial de lavanda, la herida curó rápidamente y esto le codujo a desarrollar investigación sobre el uso medicinal de los aceites y fue el primero quien usó el término "aromaterapia" [6].

La medicina tradicional china y asiática su origen se remonta a 3000 años de historia, La medicina tradicional china (MTCH) y asiática data el uso de la flora medicinal con una antigüedad de unos 3.000 años a. C. En los textos más antiguos sobresale el Emperador Rojo (Hung Ti), quien recopiló el Pen-Tsao, el primer herbolario médico, (2800 a.c.) que aborda las plantas medicinales del alcanfor y el ginseng. Otro de los personajes destacados fue el Emperador Amarillo Huang Di, a quien se le atribuye, entre otros el descubrimiento de la acupuntura. El texto más antiguo sobre acupuntura fue compilado entre los años 475 a.C. y el año 23 d. C, titulado "Nei Ching", es una obra que contiene tratamientos de acupuntura y moxibustión (empleo de hojas pulverizadas calientes sobre la piel), así también contiene información sobre la fisiología y patología de las vísceras y sobre los puntos de los meridianos donde se aplicaba la acupuntura [7].

Otros textos antiguos que dan fe del naturismo fueron los de Pitágoras (600-500 a. C.) quien dejó las primeras indicaciones de salud mientras que Hipócrates (460-377 a. C.) realizó recopilaciones de las escuelas de Cnido y Cos creando la primera Colección Hipocrática o Corpus Hippocraticum, con más de cincuenta tratados, convirtiéndose en la fuente inicial de la medicina clásica griega o naturismo, conocido actualmente como neuropatía [8]. En el siglo XVIII se reconoce el surgimiento de la homeopatía, por el médico alemán Hahnemann. Esta terapia se basa en el principio de la similitud, la enfermedad puede curarse por medio del empleo de sustancias que provocan síntomas similares en personas sanas; además emplea micro dosis de las moléculas de las sustancias obtenidas de plantas, minerales, y de algunos animales, basándose en la premisa que a menor dosis de medicación mayor es la efectividad [9].

Otra de las terapias son las prácticas de manipulación basadas en el cuerpo como los masajes, estas tienen miles de años de antigüedad. Existen referencias de los masajes en escritos antiguos de China, Japón, India, los países árabes, Egipto, Grecia, y Roma [10]. Asimismo, la existencia de otras terapias como la reflexología, fue practicada en la India, China y Grecia, pero fue

William H. FitzGerald (1942), médico norteamericano, quién ordeno los masajes zonales, basado en sus teorías y resultados prácticos, consideró 10 zonas longitudinales a lo largo del cuerpo y zonas reflejas en pies y manos [11]. El Reiki, es la terapia basada en la armonización que canaliza la energía cósmica universal al individuo mediante el empleo de las manos; el uso de Reiki se remonta a escritos de la India en los 2.500 años, fue redescubierta en el siglo XIX por el monje japonés Mikao Usui [12,13]. Posteriormente en 1934 surgió la terapia floral, por Edward Bach, médico inglés, seguidor de Hahnemann, el sistema floral constaba de 38 remedios extraídos de flores silvestres que equilibran el estado emocional de los individuos [14,15].

La quiropráctica es otra terapia que data del año 2700 a. C. y ya en el antiguo Egipto se conocía la relación de la salud con la columna vertebral, también en Grecia, Hipócrates recomendaba a sus alumnos buscar en la columna vertebral la causa de muchas enfermedades y dedicó dos de sus libros al arte de corregirla. Posteriormente Galeno en Roma se hizo conocido por una manipulación quiropráctica a un erudito romano, finalmente en el siglo XIX en Kansas, Estados Unidos de América (EE.U.U.), David Daniel Palmer, estableció las bases de la quiropráctica moderna convirtiéndose en el Padre de la quiropráctica Moderna [16,17].

Todas las terapias antes mencionadas forman parte de la medicina tradicional. La Organización Mundial de la Salud (OMS), en 1978 señaló el derecho de la población de planificar y atender la salud, con la inclusión de la medicina tradicional. Años después dicha organización implementó el programa de medicina tradicional y orientó sobre la metodología para su investigación. Con este programa se pretendía integrar globalmente la medicina tradicional en el sistema nacional de salud. Se sentaron las bases del sistema nacional de salud efectivo, sostenible y seguro, especialmente para los países del tercer mundo. La OMS estableció la Estrategia de Medicina Tradicional 2014-2023, para limitar los riesgos y aprovechar los aportes de la medicina tradicional, dicha estrategia fundamentada en los progresos de la medicina tradicional en la prestación en salud a nivel mundial, recalca de nuevo que la medicina tradicional también es denominada medicina complementaria cuya finalidad es promover la integración, reglamentación y supervisión apropiadas de la Medicina Tradicional y Complementaria (MTC), para lo cual enfatiza que los países deben elaborar políticas y normas que garanticen la seguridad y eficacia de esta medicina [18,19].

Referencias bibliográficas

1. Gargantilla-Madera P. Historia de la medicina. Barcelona: Pinolia, S.L; 2023.

2. Vargas A, López M, Lillo C, Vargas MJ. El papiro de Edwin Smith y su trascendencia médica y odontológica. Rev Med Chile [Internet]. 2012 [citado 01 sep. 2023]; 140: 1357-1362. Disponible en: https://www.scielo.cl/pdf/rmc/v140n10/art20.pdf

3. Berdonces J. Historia de la fitoterapia. Natura Medicatrix [internet]. 2003 [citado 01 sep. 2023]; 21 (3): 142-152. Disponible en: https://dialnet.unirioja.es/descarga/articulo/4956310.pdf

4. Raj D. La medicina ayurveda. Breve introducción a sus principios. Medicina Ayurveda [internet]. 2017 [citado 01 sep. 2023]. Disponible en: https://www.avantmedic.com/es/consejos-de-salud/la-medicina-ayurvedabreve-introduccion-a-sus-principios/

5. World Health Organization (WHO). Benchmarks for training of Ayurveda. WHO [Internet] 2022 [citado 01 sep. 2023]. Disponible en: https://iris.who.int/bitstream/handle/10665/351480/9789240042711-eng.pdf?sequence=1

6. Funes-Jiménez N. Aromaterapia. Integrando aromas desde los elementos a tu vida. México: Ediquid; 2023.

7. Ariel E, Reyes G. Evolución Histórica de la Medicina Tradicional China. Comunidad y Salud [internet]. 2008 [citado 01 sep. 2023]; 6 (2): 42-49. Disponible en: https://www.redalyc.org/pdf/3757/375740243004.pdf

8. World Health Organization (WHO). Benchmarks for training in traditional/ complementary and alternative medicine Benchmarks for Training in Naturophaty. WHO [Internet] 2010. [citado 02 sep.] Disponible en: https://www.who.int/publications/i/item/9789241599658

9. Loudon I. A brief history of homeopathy. J R Soc Med. [Internet]. 2006 [citado 02 sep. 2023]; 99 (12: 607-610. Disponible en: http://doi.org/10.1258/jrsm.99.12.607

10. National Center for Complementary and Integrative Health, U.S. National Institutes of Health. NCCIH. [internet] 2011. [citado 02 sep. 2023]. Disponible en: https://nccih.nih.gov/sites/nccam.nih.gov/.../informaciongeneral.pdf

11. National Center for Complementary and Alternative Health. Benchmarks for Training in reflexology. [internet] 2021. [citado 02 sep. 2023]. Disponible en: https://nccih.nih.gov/health/reflexology

12. National Center for Complementary and Alternative Health. Benchmarks for Training in reiki. [internet] 2019. [citado 02 sep. 2023]. Disponible en http://nccam.nih.gov/health/reiki/introduction.htm#use

13. Freitag-Vera L, Andrade A, Badke M. El reiki como forma terapéutica en el cuidado de la salud: una revisión narrativa de la literatura. Enferm. Glob. [Internet] 2015; 4 (38): 335-345. [citado 02 sep. 2023]. Disponible en: https://scielo.isciii.es/pdf/eg/v14n38/revision5.pdf

14. Fernández Martell, RM, Dopico Toledo A, Morales Pérez, P, Bueno González L, Martín Suárez, M, López Suárez A. Evolución clínica en pacientes tratados con esencias florales de Bach. Rev. cuba. med. gen. integr; [Internet] 2021; 37(1): e1326. [citado 02 sep. 2023]. Disponible en: http://scielo.sld.cu/pdf/mgi/v37n1/1561-3038-mgi-37-01-e1326.pdf

15. 18. Ayesha, H, Rai Sinha, K. Effect of Bach flower therapy on stress among adults. Int J of Indian Psychology [Internet]. 2021. [citado 02 sep. 2023]. Disponible en https://ijip.in/wp-content/uploads/2021/08/18.01.105.20210903.pdf

16. World Health Organization (WHO). Guidelines on basic training and safety in Chiropractic. WHO Geneva. [Internet] 2005. [Citado 02 sep. 12 2023] Disponible en: https://iris.who.int/bitstream/handle/10665/43352/9241593717_eng.pdf?sequence=1&isAllowed=y

17. Kaptchuk TJ, Eisenberg DM. Chiropractic Origins, controversies, and contributions. Arch Intern Med. [Internet] 1998;158 (20): 2215-2224. [Citado 03 sep. 12 2023] Disponible en: https://jamanetwork.com/journals/jamainternalmedicine/fullarticle/210354

18. Akerele O. WHO's traditional medicine programme: progress and perspectives. WHO Chron. [Internet]1984;38(2):76-81. [Citado 03 sep. 12 2023] Disponible en: https://pubmed.ncbi.nlm.nih.gov/6475036/

19. Organización Mundial de la Salud (OMS). Estrategia de la OMS sobre medicina tradicional. 2014-2023 [Internet]. 2013 [Citado 03 sep. 12 2023]. Disponible en: https://iris.who.int/bitstream/handle/10665/95008/9789243506098_spa.pdf

II. Terapias complementarias y salud holística

La palabra holismo tiene sus orígenes en el vocablo griego holikós (holos) que significa "todo, íntegro y/o completo", tiene que ver con la unidad como un todo y no como las suma individual de sus partes. Pudiera decirse que, desde la época antigua, Sócrates (470-399 a. C.) advirtió que en la salud debería contemplarse todo el cuerpo "porque la parte nunca podrá estar bien a menos que el todo esté bien". La salud holística, es un enfoque de vida que considera aspectos multidimensionales del bienestar. Es un paradigma, una propuesta humanizadora, contempla al individuo en su integridad, sus componentes físicos, mentales, emocionales, sociales y espirituales están interrelacionados constantemente y en equilibrio dinámico con el entorno. En la salud holística un elemento esencial es la voluntad/poder que la persona tiene para mantenerse sana, de luchar y/o recuperarse de cualquier proceso que la altere, incluso de una enfermedad terminal [1].

Sanación significa desplazarse hacia los niveles más profundos de la conciencia, y se trata de un viaje de por vida hacia la integridad, al tiempo que se conjuntan aspectos del ser mismo – cuerpo, mente y espíritu– en niveles nuevos de conocimiento interior. Proceso de sanación es un viaje de cambio y evolución personal a través de la vida, con conciencia de los patrones personales que dan apoyo o implican un reto, o constituye una barrera para la salud y la curación. Es además una especie de autodirección de promoción de la salud de tal manera que permite ser parte de sus propio procesos de sanación y/o curación, mediante la intención, presencia y conciencia. El objetivo es lograr el máximo bienestar, donde todo funcione lo mejor posible. Con una salud integral, las personas aceptan la responsabilidad de su propio nivel de bienestar y la búsqueda de su propia calidad de vida definida de manera única [1,2].

La salud holística enfatiza en la capacidad del individuo para involucrarse en el autocuidado, que incluyen actividades que favorecen una conciencia de sí mismo y facilita la transformación propia en un instrumento de sanación; en este enfoque de salud, las personas utilizan las terapias complementarias, alternativas o integrativas [3], son prácticas que no se consideran una parte integral de la práctica médica alopática convencional. Las terapias se denominan como complementarias cuando se utilizan junto con tratamientos convencionales y, como alternativas cuando se usan en lugar del tratamiento convencional [2,4,5].

Las terapias complementarias y alternativas (TCA) desde los años ochenta han ganado rentabilidad debido a los efectos positivos en los pacientes, a la par de este tiempo, creció el interés por la investigación y regularización de tales prácticas. Debido a esto algunos modelos clínicos terapéuticos han sido validados a través de criterios de eficacia comprobada, adherencia a las normas propuestas por la OMS. Según informes de este organismo, el 80% de la atención de salud en los países en desarrollo se compone de prácticas de salud tradicionales indígenas en lugar de biomedicina occidental [6,7].

Es importante señalar que el Centro Nacional para la Salud Complementaria e Integrativa (NCCIH, por sus siglas en inglés), refiere que la medicina complementaria refiere al uso de la medicina complementaria y alternativa junto con la medicina convencional, como el empleo de la acupuntura en forma adicional a los métodos usuales para aliviar el dolor. "Medicina alternativa" se refiere al uso de la medicina complementaria y alternativa en reemplazo de la medicina convencional. "Medicina integrativa" (también denominada medicina integrada) se refiere a una práctica que combina los tratamientos de medicina convencional y de medicina complementaria y alternativa, sobre la cual existen datos científicos de inocuidad y eficacia [8].

El NCCIH engloba las terapias en tres categorías generales que involucran a) productos naturales, b) la medicina de mente y cuerpo, así como c) las prácticas de manipulación basadas en el cuerpo.

Los productos naturales engloban diversas hierbas, así como los preparados multivitamínicos para cumplir ciertos requerimientos nutricionales, estos son de venta libre.

La medicina de la mente y el cuerpo, son prácticas relacionadas con la conexión existente entre el cerebro, cuerpo y el comportamiento, para lograr influir en las funciones físicas y promover la salud. Entre las actividades más difundidas de esta categoría se encuentran la práctica del yoga, meditación y acupuntura, aunque también incluyen ejercicios de respiración profunda, hipnoterapia, relajación progresiva, entre algunos otros. La mayoría de estas terapias tienen su origen en el concepto que se tenía de la mente en los métodos curativos de la medicina tradicional china. De acuerdo con los datos de la Encuesta Nacional de Salud 2017 publicada en noviembre de 2018, la cantidad de adultos y niños estadounidenses que usan yoga y meditación ha aumentado significativamente respecto a los años anteriores y el uso de la quiropráctica ha aumentado de manera modesta para los adultos y se ha mantenido estable para los niños [9].

Las prácticas de manipulación basadas en el cuerpo se enfocan en las estructuras y sistemas del cuerpo humano, como huesos y las articulaciones, tejidos blandos y el sistema linfático y circulatorio. Entre las terapias que destacan en esta categoría se encuentra la manipulación de la columna vertebral, ya sea por quiroprácticos o profesionales de la salud como fisioterapeutas. Las terapias de masajes también forman parte importante de esta categoría, aunque abarca muchas técnicas diferentes, todas con el objetivo de aliviar el dolor, rehabilitarse de lesiones deportivas, tratar la ansiedad y depresión y contribuir con el bienestar general. También existen terapias que se enfocan en la manipulación de los campos energéticos del ser humano, con el fin de influir en la salud, ejemplos de estas terapias con el Reiki y el toque terapéutico [2, 10-13].

2.1 Evidencias científicas de las terapias complementarias

Diversas investigaciones han explorado la aplicación de las terapias complementarias en patologías específicas, para disminuir los síntomas como en el caso de pacientes con hematopatías y cardiopatías [14-16], pacientes con enfermedad renal y en tratamiento de hemodiálisis [17,18], pacientes con cáncer [19,21], al igual que en pacientes con trastornos neurocognitivos [22], inclusive en infertilidad y en problemas de eyaculación precoz [23-25], al igual que en ansiedad, depresión, trastorno del espectro autista, entre otros [26-31].

Al respecto de las evidencias de las terapias complementarias, un reporte informó sobre la eficacia clínica de la atención de enfermería basada en la medicina tradicional china en pacientes diagnosticados con cáncer gástrico con tratamiento de quimioterapia. En el ensayo clínico participaron 160 pacientes con diagnóstico de cáncer gástrico. El grupo control (n=80) recibió atención médica convencional y el grupo experimental (n=80) además de la atención convencional se usó la terapia tradicional china que incluyó acupuntura auricular con semillas, moxibustión, masaje de puntos de acupuntura, enemas y baño de pies. La eficacia clínica en los pacientes del grupo experimental fue significativamente mayor comparada con el grupo control (83.3% vs 43.2%), (χ^2= 6.267, p=0.013). Se disminuyeron significativamente los síntomas más relevantes de los pacientes y se obtuvo un grado de satisfacción mayor en el grupo experimental que en el grupo control p <0,01 [32].

Semejante al reporte anterior, otro estudio evaluó la efectividad clínica de la terapia tradicional china vs la convencional en 62 niños con encefalitis, se estimó el tiempo de mejora de los síntomas, estancia hospitalaria, y recuperación de la discapacidad en los dos grupos de niños Los niños del grupo control recibieron el tratamiento convencional mientras que el grupo experimental, además de este tratamiento se realizaron las intervenciones se la medicina tradicional china. Se concluyó que la eficacia clínica de la intervención en el grupo experimental fue 93.54% y en el grupo experimental 77.14%, la diferencia fue estadísticamente significativa (p <.05). El tiempo de recuperación de la alteración de la conciencia y problemas físicos fue inferior en el grupo experimental que en grupo control (p <.05), al cabo de un año, la incidencia de problemas físicos, barreras lingüísticas y anomalías conductuales en el grupo experimental fue 22.4% muy inferior y al del grupo control 51.4% (p <.05) [33].

Cabe señalar también el informe sobre efecto de la acupresión en el estreñimiento en pacientes sometidos a hemodiálisis. Se trató de un ensayo clínico aleatorizado doble ciego controlado con placebo, donde seleccionaron una muestra de conveniencia de 70 pacientes sometidos a hemodiálisis asignados aleatoriamente al grupo de intervención o control. Los pacientes recibieron acupresión tres veces por semana en un periodo de cuatro semanas durante el tratamiento de hemodiálisis. En el caso del grupo control la acupresión se realizó en puntos falsos. En este estudio se obtuvieron resultados con una diferencia significativa entre el grupo de intervención (13.73 ± 4) y el grupo control (10.06 ± 4) en frecuencia de defecación durante la cuarta semana de intervención (p < 0.001). Respecto a la calidad de heces, en la cuarta semana de intervención hubo diferencia significativa, de tal manera que el aspecto de las heces en el grupo de intervención era más natural [34].

En otro trabajo también se utilizó la acupresión para determinar el impacto del protocolo SSR en la reducción de estrés, fatiga y dolor en los pacientes con cáncer hospitalizados. La intervención de acupresión tuvo una duración de aproximadamente 15 minutos. Los pacientes informaron niveles de estrés, fatiga y dolor significativamente más bajos después del tratamiento de SSR. La frecuencia cardíaca y respiratoria del paciente también fueron significativamente más bajas después de la SSR. El 40% de los pacientes informaron que la duración de mejoría después de la SSR fue de 1 a 4 horas. Respecto a la ayuda para aliviar el estrés 70% de los pacientes encontró una diferencia durante 24 horas en sus niveles de estrés y 53% notó diferencias en su estado de ánimo que duró más de 24 horas. Además de esto fue útil para aliviar la fatiga, con una calificación promedio de 6.0 en una escala de 0 a 10 puntos [35].

Otra de las terapias de uso más difundido en el mundo es el empleo de la Herbolaria en el fomento de la salud y tratamiento de enfermedades. Actualmente, en todos los países, de bajo y alto desarrollo, la fitoterapia constituye prácticamente la forma de tratamiento más económico y arraigada en la sociedad. Más del 60 % de la población mundial sigue utilizando la herbolaria para procurar su propia salud [36,37]. Un estudio determinó la efectividad de la herbolaria, y su impacto en la calidad de vida relacionada con la salud de los pobladores de una localidad de Perú. Como resultado se obtuvo que, de 20 dolencias tratadas, la curación ocurrió en 37.31% y el alivio en 59.50% de los casos. El nivel de efectividad estuvo significativamente relacionado al sexo y ocupación de los individuos que padecieron de inflamación genitourinaria, la mayoría de los pobladores alcanzó las condiciones de salud más adecuadas, en especial, en función física, rol emocional y función social [38].

La herbolaria no solamente se ha utilizado para el tratamiento de problemas físicos sino también psicológicos, como lo muestra reporte de un grupo de médicos mexicanos que utilizaron la herbolaria en el tratamiento de los pacientes. Los galenos en las entrevistas expresaron, la herbolaria fue fundamental para el tratamiento de patologías físicas u orgánicas, pero esta pasa a segundo término cuando la enfermedad es de tipo "emocional". Ellos informaron que para este tipo de padecimientos son más importantes los recursos curativos asociados con rituales como las limpias y los tratamientos a base de pláticas y consejos. Las plantas se utilizan principalmente como infusiones o en forma de baños para tratar problemas de tipo emocional y de acuerdo con la gravedad y los síntomas de cada paciente o el tipo de padecimiento, se determina el tipo de planta, la forma de preparación y la frecuencia de uso [39].

La Musicoterapia es una técnica terapéutica en la actualidad, cuyo interés crece progresivamente, la música tiene efectos sobre las dimensiones fisiológicas, psicológicas y espirituales de los seres humanos, El ritmo y el tiempo de la música pueden provocar cambios fisiológicos en el organismo, debido a que pueden utilizarse para inducir la sincronización de ritmos corporales además de reducir la ansiedad al ocupar canales de atención en el cerebro [40]. La terapia musical ha demostrado beneficio en las personas con la enfermedad de Parkinson los estudios confirmaron los efectos de la música en la comunicación, deglución, respiración y el aspecto emocional a través de programas que se centraron en cantar, ya sea de forma individual o en grupo, con el fin de mejorar la calidad de vida de las personas con dicha enfermedad [41].

Referente a las evidencia de la terapia de música, se determinó su efecto en el estado de ánimo de los pacientes hospitalizados durante el tratamiento de trasplante de células madre (HDT/ ASCT), en comparación con la atención estándar. Un total de 69 pacientes recibieron musicoterapia en vivo por musicoterapeutas capacitados en sus habitaciones. Fueron sesiones individualizadas de duración entre 20 y 30 minutos. Los pacientes del grupo que recibió musicoterapia obtuvieron un 28% más bajo en la puntuación de la escala combinada de Ansiedad/Depresión (p= 0.01) [42].

Referente a las terapias de relajación existen evidencias que reducen la tensión muscular en el organismo, facilita la gestión y control del estrés, alivia el dolor y mejora el bienestar [2]. Se realizó un estudio para evaluar la eficacia de la aplicación de técnicas de relajación en pacientes con ansiedad con tratamiento estomatológico. La muestra fue de 32 pacientes en los que se utilizaron diferentes técnicas de relajación, de acuerdo con las características de estos e indicaciones de la técnica. Las terapias fueron aplicadas una o dos veces por semana, durante un mes aproximadamente. Al analizar el grado de ansiedad de los pacientes antes y después de aplicadas las técnicas de relajación la mayoría de los pacientes pasaron del nivel alto al nivel inmediato inferior de ansiedad. En el 67.74% de los pacientes resultó eficaz la aplicación de dichas técnicas. En igual número de pacientes (cinco en cada grupo) resultó medianamente eficaz e ineficaz la relajación [43].

Otro trabajo examinó los posibles efectos que producen las terapias de relajación con respecto a la frecuencia cardíaca, depresión, ansiedad y estrés, en pacientes con patología cardiovascular y su relación con el tipo de personalidad, 16 pacientes participantes de un programa de rehabilitación cardiaca recibieron terapia de relajación una vez a la semana; que incluía técnicas de relajación progresiva de Jacobson, entrenamiento autógeno de Schultz, visualización, durante 8 semanas. Se observó que los niveles de depresión, ansiedad y estrés disminuyeron al finalizar las sesiones de relajación, siendo la técnica más efectiva la relajación autógena [44].

La práctica de Reiki como terapia complementaria cada día gana popularidad y aceptación para el manejo del dolor, cuidados paliativos, reducción del estrés e incluso se aplica en gran número de residencias para pacientes terminales. Se trata de una terapia espiritual que maneja la energía con la imposición de manos como medida de bienestar, curación y restablecimiento del equilibrio del cuerpo. Existen varios trabajos que sustentan la eficiencia del reiki en la práctica clínica [45-49]. Uno de ellos es la investigación sobre el efecto celular en sangre humana mediante microscopía de campo oscuro de un tratamiento espiritual-energético. Participaron 71 voluntarios en el proyecto Vibrant Health, cada persona donó muestras de sangre por punción capilar y recibió 30 minutos de reiki; se determinó si una sesión inducía cambios en la calidad (forma, estructura y motilidad) en los eritrocitos y componentes del estrés oxidativo; se documentó cualquier diferencia, también se midió los cambios en el bienestar percibido de los participantes antes y después del reiki. Se encontró que efectivamente el reiki influye en los estados emocionales/mentales, así como también en los efectos físicos de las muestras de sangre. La terapia disminuyó las emociones negativas ($p=.004$), cambió la forma/tamaño ($p=.003$), la distancia espacial ($p=.001$) y la motilidad ($p=.001$) de los eritrocitos, también se observaron diferencias en el desarrollo polimórfico y en los marcadores de estrés oxidativo [46].

En un reporte se muestra el empleo de reiki antes de la endoscopia, demostrando que reducía considerablemente la ansiedad y el dolor en pacientes sometidos a este procedimiento evitando el uso de medicamentos para el dolor [49]. De igual manera, en una sesión de 30 minutos puede mejorar la respuesta de las enzimas inmunoglobulina (IgAs) y la presión arterial diastólica en enfermeras con síndrome de Burnout, la terapia es útil para aliviar el dolor, disminuir la ansiedad/depresión y mejorar la calidad de vida en el cuidado paliativo [47].

La meditación es otra terapia complementaria que juega un papel importante en la disminución del estrés en las personas; actividad que ha sido utilizada a lo largo de la historia por innumerables culturas a lo largo del mundo y desde hace miles de años. Existe una gran variedad de técnicas para la meditación, de las cuales se destacan seis: conciencia de la respiración, oración de enfoque, meditación trascendental, respuesta de relajación, meditación diligente y caminar el laberinto [2,50]. Un trabajo demostró los efectos de la práctica diaria de meditación en relación con la escucha de podcasts sobre el estado de ánimo, el funcionamiento prefrontal y del hipocampo, los niveles basales de cortisol y la regulación emocional mediante la prueba de estrés social de Trier (TSST). Se mostró que, en ocho semanas, de meditación diaria breve disminuyeron el estado de ánimo negativo y mejoraron la atención, la memoria de trabajo, así como también redujeron las puntuaciones de ansiedad estado en el TSST. Además, los cambios en la regulación emocional inducidos por la meditación están más fuertemente relacionados con una mejora del estado afectivo que con una mejor cognición Otro estudio mediante la intervención de meditación mindfulness durante ocho semanas mostró los beneficios en personas con estrés, ansiedad y con diferentes niveles de depresión [50,51].

La implementación del Yoga (terapia complementaria), permite armonizar las dimensiones del ser humano. Esta terapia combina posturas físicas específicas, técnicas de respiración, relajación y meditación que mejoran la salud física y mental del cuerpo. El impacto del yoga en las enfermedades neurodegenerativas ha revelado que revierte la pérdida de memoria, reduce la ansiedad, la depresión y el estrés, al igual que los indicadores biológicos de la enfermedad, además en el insomnio, obesidad, dislipidemias, al igual para prevenir o tratar afecciones médicas como diabetes, hipertensión, estrés oxidativo y enfermedades coronarias. Algunos estudios han encontrado que la práctica sistemática del yoga tiene beneficios en la salud y permite tratar ciertos síntomas o previene su inicio y recurrencia. Se documentaron los efectos positivos de realizar o practicar la técnica del yoga en gran variedad de padecimientos [52-54].

El masaje, es otra de la terapias con grandes beneficios en la salud y el bienestar. La terapia puede adoptar técnicas diferentes, manipula o frota intencionalmente los músculos y las articulaciones durante varios minutos. El masaje mejora el confort, alivia el estrés, disminuye el dolor, desinflama, preserva el buen funcionamiento de los sistemas del organismo, los beneficios se han validado en algunas enfermedades como VHI-SIDA, osteoartritis, fibromialgia, migraña, disminuye algunos síntomas en las personas con cáncer [51-58].

La aromaterapia mediante el uso de diversos aceites esenciales ha mostrado beneficios en la salud, manejo del estrés, disminución del dolor, mejora el trabajo de parto, mejora el sueño, reduce ansiedad, y se ha evidenciado la mejoría en pacientes con cáncer, demencia, artritis, entre otros padecimientos [59-64]. El aceite esencial de Lavándula angustifolia (lavanda) puede disminuir los niveles de cortisol y de cromogranina sérica en la IgA (marcadores salivales cuyos valores aumentan en estados de estrés). Asimismo, otro estudio demostró que la mezcla de tres aceites esenciales, lavanda, Citrus bergamia (bergamota) y Cananga odorata (flor de cananga) en proporción 2:2:1, por la inhalación puede disminuir los niveles de estrés en el personal de enfermería que trabaja en salas de cirugías. Del mismo modo, se determinó el efecto favorable del aceite de bergamota en la respuesta al estrés de adolescentes, su aplicación disminuyó los niveles de cortisol y la enzima IgA [63-63].

Referencias bibliográficas

1. Ventegodt S, Kandel I, Dervin DA, and Merrick J. Concepts of Holistic Care In book Health care for people with intellectual and developmental disabilities across the lifespan. [Internet]. 2016; pp. 1935-1941. Ed. Springer. [Citado 03 oct. 2023]. Disponible en: https://www.researchgate.net/publication/301641481_Concepts_of_Holistic_Care

2. Lindquist R, Snyder M, Tracy M. Complementary & Alternative Therapies in Nursing. 2014. Springer Publishing Company, LLC.

3. Yazdi K, Talebi R. Holistic Nursing from the Dossey's Theory of Integral Nursing Lens: A Narrative Review Study. [Internet]. 2023; 12 (1) :88-103. [citado 03 oct. 2023]. Disponible en: https://jne.ir/article-1-1420-en.pdf

4. Castelli MB. Terapias complementarias, hacia una intervención holística de la salud. Revista Argentina de Terapia Ocupacional. [Internet] 2018; 4 (1): 23-29. [citado 03 oct. 2023]. Disponible en: https://revista.terapiacupacional.org.ar/index.php/rato_2022/article/view/49/51

5. Descriptores en Ciencias de la Salud: DeCS [Internet]. ed. 2024. Sao Paulo (SP): BIREME / OPS / OMS. [Internet] 2024. [citado 03 en. 2024]. Disponible en: https://decs.bvsalud.org/es/ths?filter=ths_termall&q=terapias+alternativas

6. Anteproyecto para la ley marco en materia de medicinas complementarias. Parlamento Latinoamericano. [Internet] 2009. [citado 13 sep. 2023]. Disponible en https://www.gob.mx/cms/uploads/attachment/file/37974/LeyMarcoMedicinasComplementarias.pdf

7. Ceolin T, Heck R, Pereira D, Martins A, Coimbra V, Silveira. Inserción de terapias complementarias en el sistema único de salud atendiendo al cuidado integral en la asistencia. Enfermería Global. [Internet]. 2009; (16) 1-10. [citado 13 sep. 2023]. Disponible en: https://scielo.isciii.es/pdf/eg/n16/reflexion2.pdf

8. National Center for Complementary and Alternative Medicine. What is complementary and alternative medicine? [Internet]. 2012 [citado 14 sep. 2023]. Disponible en: https://www.nccih.nih.gov/health/complementary-alternative-or-integrative-health-whats-in-a-name

9. National health interview survey (NIH). 2017. [Internet] 2018. [Citado 14 sep. 2023]. Disponible en: https://nccih.nih.gov/research/statistics/NHIS/2017

10. Alanizy L, AlMatham K, Basheer A. & Alfayyad I. Complementary and Alternative Medicine Practice Among Saudi Patients with Chronic Kidney Disease: A Cross-Sectional Study. Int J of Nephrol and renovascular disease. [Internet]. 2020: 11-18. [citado nov. 02 2023]. Disponible en https://www.tandfonline.com/doi/pdf/10.2147/IJNRD.S240705

11. Mesmer M. Terapias complementarias y alternativas para EM. MS in Focus. Federación Internacional de Esclerosis Múltiple. 2010.

12. Thrane S, Cohen SM. Effect of reiki therapy on pain and anxiety in adults: an in-depth literature review of randomized trials with effect size calculations. Pain Manag Nurs. [Internet]. 2014; 15 (4):897-908. [citado 16 oct. 2023]. Disponible en: https://www.ncbi.nlm.nih.gov/pmc/articles/PMC4147026/pdf/nihms511785.pdf

13. Garret B, Riou M. A rapid evidence assessment of recent therapeutic touch. [Internet] 2021. [citado 16 oct. 2023]. Disponible en: https://www.ncbi.nlm.nih.gov/pmc/articles/PMC8363410/pdf/NOP2-8-2318.pdf

14. Jaime-Pérez J, Chapa-Rodríguez A, Rodríguez-Martínez M, Colunga-Pedraza P, Marfil-Rivera L, Gómez-Almaguer D. Use of complementary and alternative medicine by patients with hematological diseases: experience at a university hospital in northeast Mexico. Rev Bras Hematol Hemoter. [Internet] 2012; 34(2):103-8. [citado 16 oct. 2023]. Disponible en: https://www.ncbi.nlm.nih.gov/pmc/articles/PMC3459389/pdf/rbhh-34-103.pdf

15. Salah AO, Salameh AD, Bitar MA, Zyoud SH, Alkaiyat AS, Al-Jabi SW. Complementary, and alternative medicine use in coronary heart disease patients: a cross-sectional study from Palestine. BMC Complement Med Ther. [Internet].2020;20(1): 231. [citado 16 oct. 2023]. Disponible en: https://www.ncbi.nlm.nih.gov/pmc/articles/PMC7372840/pdf/12906_2020_Article_3028.pdf

16. Wan C, Zhu C, Jin G, Zhu M, Hua J, He Y. Analysis of Gut Microbiota in Patients with Coronary Artery Disease and Hypertension. Evid Based Complement Alternat Med. [Internet] 2021. [citado 16 oct. 2023]. Disponible en: https://doi.org/10.1155/2021/7195082

17. Joshi A, Tallman JE, Calvert JK, Brewer T, Miller NL, Yang L, Asplin JR, Hsi RS. Complementary and Alternative Medicine use in first-time and recurrent kidney stone Formers. Urology. [Internet] 2021;156-158. [citado 16 oct. 2023]. Disponible en: https://doi.org/10.1016/j.urology.2021.05.084

18. Kilic E, Kavurmaci M. Hemodialysis Patients' Knowledge of, Beliefs about, and Practices in Using Complementary and Alternative Medicine: An Exploratory Study. Altern Ther Health Med. [Internet] 2022; 28(6):30-34 [citado 16 oct. 2023]. Disponible en: https://pubmed.ncbi.nlm.nih.gov/35139489/

19. Alsharif F. Discovering the Use of Complementary and Alternative Medicine in Oncology Patients: A Systematic Literature Review. Evid Based Complement Alternat Med. [Internet] 2021. [citado 16 oct. 2023]. Disponible en: https://www.ncbi.nlm.nih.gov/pmc/articles/PMC7817268/pdf/ECAM2021-6619243.pdf

20. Chukasemrat N, Charakorn C, Lertkhachonsuk AA. The Use of Complementary and Alternative Medicine in Thai Gynecologic Oncology Patients: Influencing Factors. Evid Based Complement Alternat Med. [Internet] 2021. [citado 16 oct. 2023]. Disponible en: https://doi.org/10.1155/2021/1322390

21. Naja F, Anouti B, Shatila H, Akel R, Haibe Y, Tfayli A. Prevalence and Correlates of Complementary and Alternative Medicine Use among Patients with Lung Cancer: A Cross-Sectional Study in Beirut, Lebanon. Evid Based Complement Alternat Med. [Internet] 2017. [citado 16 oct. 2023]. Disponible en: https://doi.org/10.1155/2017/8434697

22. Nguyen SA, Oughli HA, Lavretsky H. Complementary and Integrative Medicine for Neurocognitive Disorders and Caregiver Health. Curr Psychiatry Rep. [Internet] 2022. [citado 16 oct. 2023]. Disponible en: https://doi.org/10.1007/s11920-022-01355-y

23. Lin J, Ma H, Li H, Han J, Guo T, Qin Z, Jia L, Zhang Y. The Treatment of Complementary and Alternative Medicine on Female Infertility Caused by Endometrial Factors. Evid Based Complement Alternat Med. [Internet] 2022. [citado 16 oct. 2023]. Disponible en: https://doi.org/10.1155/2022/4624311

24. Shi YQ, Wang Y, Zhu XT, Yin RY, Ma YF, Han H, Han YH, Zhang YH. The Application of Complementary and Alternative Medicine in Polycystic Ovary Syndrome Infertility. Evid Based Complement Alternat Med. [Internet] 2022. [citado 16 oct. 2023]. Disponible en: shttps://doi.org/10.1155/2022/5076306

25. Leisegang K, Opuwari CS, Moichela F, Finelli R. Traditional, Complementary and Alternative Medicines in the Treatment of Ejaculatory Disorders: A Systematic Review. Medicina (Kaunas). [Internet] 2023. [citado 18 nov. 2023]. Disponible en: DOI: 10.3390/medicina59091607

26. Calder-Calisi C. The Effects of the relaxation response on nurses' Level of Anxiety, Depression, Well-Being, Work-Related Stress, and Confidence to Teach Patients. Journal of Holistic Nursing, American Holistic Nurses Association. [Internet] 2017; 35 (4): 318-327. [citado nov. 02 2023]. Disponible en: https://pubmed.ncbi.nlm.nih.gov/28720029/

27. Kennedy SH, Lam RW, McIntyre RS, Tourjman SV, Bhat V, Blier P, Hasnain M, Jollant F, Levitt AJ, MacQueen GM, McInerney SJ, McIntosh D, Milev RV, Müller DJ, Parikh SV, Pearson NL, Ravindran AV, Uher R; CANMAT Depression Work Group. Canadian Network for Mood and Anxiety Treatments (CANMAT) 2016 Clinical Guidelines for the Management of Adults with Major Depressive Disorder: Section 3. Pharmacological Treatments. Can J Psychiatry. [Internet]. 2016. [citado nov. 02 2023]. Disponible en: DOI: 10.1177/0706743716659417

28. Mohammad A, Thakur P, Kumar R, Kaur S, Saini RV, Saini AK. Biological markers for the effects of yoga as a complementary and alternative medicine. J Complement Integr Med. [Internet] 2019. [citado nov. 02 2023]. Disponible en: https://doi.org/10.1515/jcim-2018-0094

29. Mehrnoush V, Darsareh F, Roozbeh N, Ziraeie A. Efficacy of the Complementary and Alternative Therapies for the Management of Psychological Symptoms of Menopause: A Systematic Review of Randomized Controlled Trials. J Menopausal Med. [Internet] 2021. [citado nov. 04 2023]. Disponible en: DOI: 10.6118/jmm.21022

30. Li X, Li JC, Lu QQ, Zhang F, Zhang SQ. Research status and prospects of acupuncture for autism spectrum disorders. Front Psychiatry. [Internet] 2023. [citado nov. 04 2023]. Disponible en: https://doi.org/10.3389/fpsyt.2023.942069

31 Shuai B, Jin H, Lin Y, Duan R, Zhao N, Li Z, Mao J, Luo Y, Shi M. Safety, and efficacy of complementary and alternative medicine in the treatment of autism spectrum disorder: A protocol for systematic review and meta-analysis. Medicine (Baltimore). [Internet] 2020. [citado sep. 12 2023]. Disponible en: DOI: 10.1097/MD.0000000000023128}

33. Xiaomin H, Xiaojun L, Lingying D, Yan Y, Zhiyun L. Application of traditional Chinese medicine pattern-based clinical nursing for gastric cancer patients during chemotherapy. Biomedical Research 2017; 28 (10): 4530-4534. [citado sep. 12 2023]. Disponible en: https://www.alliedacademies.org/articles/application-of-traditional-chinese-medicine-patternbased-clinical-nursing-for-gastric-cancer-patients-during-chemotherapy.pdf

33. Wei M, Quin Y, Liu S, Huang S, Song Y. The Effect of TCM Nursing on Children with Viral Encephalitis. NeuroQuantology. 2018; 16: 31-34. [citado sep. 12 2023]. Disponible en: DOI:10.14704/nq.2018.16.5.1355

34 Abbasi P, Mojalli M, Kianmehr M, Zamani S. Effect of acupressure on constipation in patients undergoing hemodialysis: A randomized double-blind controlled clinical trial. Avicenna J Phytomed. [Internet] 2019. [citado nov. 04 2023]. Disponible en: https://www.ncbi.nlm.nih.gov/pmc/articles/PMC6369316/pdf/AJP-9-084.pdf

35. Sand-Jecklin K, Reiser V. Use of seva stress release acupressure to reduce pain, stress, and fatigue in patients hospitalized for cancer treatment. Journal of Hospice & Palliative Nursing. [Internet] 2018; 20(6): 521-528. [citado nov. 04 2023]. Disponible en: DOI: 10.1097/NJH.0000000000000484

36. Cirilo AG, Cantú PC, Verde MJ, Mata B. Uso de la herbolaria en el cuidado de la salud. México; 2011. [citado nov. 04 2023]. Disponible en: https://www.medigraphic.com/pdfs/revsalpubnut/spn-2011/spn112h.pdf

37. Heisler EV, Budó L, Schinith M, Badke M, Ceolin S, Heck R. Uso de plantas medicinales en el cuidado de la salud: la producción científica de tesis y disertaciones de enfermería brasileña. [Internet] 2015. [citado nov. 04 2023]. Disponible en: https://scielo.isciii.es/pdf/eg/v14n39/revision5.pdf

38. Bocanegra L, Bocanegra F, Mostacero J. Efectividad de la medicina herbolaria y su impacto en la calidad de vida de los pobladores de Curgos, Perú. UCV- Scienta. [Internet] 2011; 3(1); 23-34. [citado nov. 04 2023]. Disponible en: https://doi.org/10.18050/revucv-scientia.v3i1

39. Berenzon S, Saavedra N. Presencia de la herbolaria en el tratamiento de los problemas emocionales: entrevista a los curanderos urbanos. Salud Mental. [Internet] 2002; 25 (1)55-66 [citado nov. 04 2023]. Disponible en: http://revistasaludmental.mx/index.php/salud_mental/article/view/891/889

40. Miranda M, Hazard S, Miranda P. La música como una herramienta terapéutica en medicina. Rev Chil Neuro Psiquiat. [Internet] 2017; 55 (4): 266-277. [citado nov. 04 2023]. Disponible en: La música como una herramienta terapéutica en medicina (scielo.cl)

41. Machado Sotomayor MJ, Arufe-Giráldez V, Ruíz-Rico G, Navarro-Patón R. Music Therapy and Parkinson's Disease: A Systematic Review from 2015-2020. Int J Environ Res Public Health. [Internet]. 2021[citado nov. 04 2023]. Disponible en: https://www.ncbi.nlm.nih.gov/pmc/articles/PMC8582661/pdf/ijerph-18-11618.pdf

42. Cassileth BR, Vickers AJ, Magill LA, Music therapy for mood disturbance during hospitalization for autologous stem cell transplantation: a randomized controlled trial. Cancer. [Internet] 2003;98 (12):2723–9. [citado nov. 04 2023]. Disponible en: https://doi.org/10.1002/cncr.11842

43. Lima M, Guerrier L, Toledo A. Técnicas de relajación en pacientes con ansiedad al tratamiento estomatológico. Hum Med. [Internet] 2008; 8(2). [citado nov. 04 2023]. Disponible en: http://scielo.sld.cu/pdf/hmc/v8n2-3/hmc040208.pdf

44. Pérez VA. Beneficios de la relajación en pacientes con patología cardiovascular y su relación con el patrón de conducta. España. Universidad de Salamanca. [Internet].2017 [citado nov. 04 2023]. Disponible en: http://hdl.handle.net/10366/133417

45. Amarello MM, Castellanos MEP, Souza KMJ. Reiki therapy in the Unified Health System: meanings and experiences in integral health care. Rev Bras Enferm. [Internet] 2021. [citado nov. 04 2023]. Disponible en: https://www.scielo.br/j/reben/a/6Q5gxDWbTgGgyJVcgdCjbMm/?lang=en

46. Özcan Yüce U, Arpacı A, Kütmeç Yılmaz C, Yurtsever D, Üstün Gökçe E, Burkev FG, Yıldırım G, Gökşin İ, Ünal Aslan KS, Bektaş Akpınar N, Altınbaş Akkaş Ö, Yurtsever S. The Effect of Distant Reiki Sessions on Holistic Well-Being. Holist Nurs Pract. [Internet] 2024; 38(1):50-57. [citado 05 nov. 2023]. Disponible en DOI: 10.1097/HNP.0000000000000557

47. Díaz L., Arroyo M., Cantarero I., Fernández C., Polley M. Una sesión de Reiki en enfermeras con el síndrome de Burnout tiene efectos beneficios sobre la concentración de IgA salival y la presión arterial. Revista Latinoamericana de Enfermería. [Internet]. 2011; 19(5): 1-8. [citado 05 nov. 2023]. Disponible en: https://www.scielo.br/j/rlae/a/xbBpxx4JLK4XJdVxSyphWdj/?format=pdf&lang=es

48. Billot M, Daycard M, Wood C, Tchalla A. Reiki therapy for pain, anxiety, and quality of life. BMJ Support Palliat Care. [Internet] 2019; 9(4):434-438. [citado 05 nov. 2023]. Disponible en: DOI:10.1136/bmjspcare-2019-001775

49. Hulse R., Stuart-Shor E., Russo J., Endoscopic procedure with a modified Reiki intervention: a pilot study. Gastroeterology Nursing. [Internet]. 2010; 33(1): 20-26. [citado 05 nov. 2023]. Disponible en: DOI: 10.1097/SGA.0b013e3181ca03b9

50. Basso JC, McHale A, Ende V, Oberlin DJ, Suzuki WA. Brief, daily meditation enhances attention, memory, mood, and emotional regulation in non-experienced meditators. Behav Brain Res. [Internet] 2019. [citado 05 nov. 2023]. Disponible en: DOI: 10.1016/j.bbr.2018.08.023

51. Ponte Márquez PH, Feliu-Soler A, Solé-Villa MJ, Matas-Pericas L, Filella-Agullo D, Ruiz-Herrerias M, Soler-Ribaudi J, Roca-Cusachs Coll A, Arroyo-Díaz JA. Ben.fits of mindfulness meditation in reducing blood pressure and stress in patients with arterial hypertension. J Hum Hypertens. [Internet]. 2019. [citado 05 nov. 2023]. Disponible en: DOI: 10.1038/s41371-018-0130-6

52. Mohammad A, Thakur P, Kumar R, Kaur S, Saini RV, Saini AK. Biological markers for the effects of yoga as a complementary and alternative medicine. J Complement Integr Med. [Internet] 2019. citado 05 nov. 2023]. Disponible en: https://doi.org/10.1515/jcim-2018-0094

53. Giménez G, Olguin G, Marcos D. Yoga: beneficios para la salud. Una revisión de la literatura. An. Fac. Cienc. Méd. (Asunción). [Internet]. 2020. [citado 05 nov. 2023]. Disponible en: http://dx.doi.org/10.18004/anales/2020.053.02.137

54. Wieland LS, Skoetz N, Pilkington K, Harbin S, Vempati R, Berman BM. Yoga for chronic non-specific low back pain. Cochrane Database Syst Rev. [Internet]. 2022. [citado 05 nov. 2023]. Disponible en: https://www.ncbi.nlm.nih.gov/pmc/articles/PMC9673466/pdf/CD010671.pdf

55. Perlman AI, Ali A, Njike VY, et al. Massage therapy for osteoarthritis of the knee: a randomized dose-finding trial. PLoS One. Internet] 2012;7(2): e30248. [citado 22 sep. 2023]. Disponible en: https://www.ncbi.nlm.nih.gov/pmc/articles/PMC3275589/pdf/pone.0030248.pdf

56. Qaseem A, Wilt TJ, McLean RM et al. Noninvasive treatments for acute, subacute, and chronic low back pain: a clinical practice guideline from the American College of Physicians. Annals of Internal Medicine. [Internet] 2017;166(7):514-530. [citado 06 nov. 2023]. Disponible en: DOI: 10.7326/M16-2367

57. Crane JD, et al. Massage therapy attenuates inflammatory signaling after exercise-induced muscle damage. Sci Transl Med [Internet] 2012;4 (119):119ra13. [citado 06 nov. 2023]. Disponible en: DOI: 10.1126/scitranslmed.3002882

58. Ali A, Rosenberger L, Weiss TR, Milak C, Perlman AI. Massage Therapy and Quality of Life in Osteoarthritis of the Knee: A Qualitative Study. Pain Med. [Internet]. 2017 [citado 06 nov. 2023]. Disponible en: DOI: 10.1093/pm/pnw217

59. Moeini M, Khadibi M, Bekhradi R, Mahmoudian SA, Nazari F. Effect of aromatherapy on the quality of sleep in ischemic heart disease patients hospitalized in intensive care units of heart hospitals of the Isfahan University of Medical Sciences. Iran J Nurs Midwifery Res. [Internet] 2010. 15(4): 234–9. [citado 22 sep. 2023]. Disponible en: https://www.ncbi.nlm.nih.gov/pmc/articles/PMC3203283/pdf/IJNMR-15-234.pdf

60. Her J, Cho MK. Effect of aromatherapy on sleep quality of adults and elderly people: A systematic literature review and meta-analysis. Complement Ther Med. [Internet] 2021. [citado 22 sep. 2023]. Disponible en: DOI: 10.1016/j.ctim.2021.102739

61. Tabatabaeichehr M, Mortazavi H. The Effectiveness of Aromatherapy in the Management of Labor Pain and Anxiety: A Systematic Review. Ethiop J Health Sci. [Internet].2020. [citado 22 sep. 2023]. Disponible en: DOI: 10.4314/ejhs.v30i3.16

62. Liao CC, Lan SH, Yen YY, Hsieh YP, Lan SJ. Aromatherapy intervention on anxiety and pain during first stage labour in nulliparous women: a systematic review and meta-analysis. J Obstet Gynaecol. [Internet]. 2021. [citado 22 sep. 2023]. Disponible en: DOI: 10.1080/01443615.2019.1673707

63. Abbasijahromi A, Hojati H, Nikooei S, Jahromi HK, Dowlatkhah HR, Zarean V, Farzaneh M, Kalavani A. Compare the effect of aromatherapy using lavender and Damask rose essential oils on the level of anxiety and severity of pain following C-section: A double-blinded randomized clinical trial. J Complement Integr Med. [Internet] 2020. [citado 22 sep. 2023]. Disponible en: DOI: 10.1515/jcim-2019-0141

64. Lin PH, Lin YP, Chen KL, Yang SY, Shih YH, Wang PY. Effect of aromatherapy on autonomic nervous system regulation with treadmill exercise-induced stress among adolescents. PLoS One. [Internet]. 2021. [citado 14 oct. 2023]. Disponible en: DOI: 10.1371/journal.pone.0249795

III. Terapia de puntos de presión

3.1 Acupresión

La Acupresión es una intervención que se fundamenta en la perspectiva filosófica del flujo de la energía vital interna, conocida como qi, dentro del cuerpo. Según esta teoría, cuando este flujo de energía se estanca o se bloquea, los síntomas o la enfermedad puede desarrollarse. Mientras que la acupuntura busca restaurar el flujo de qi a través de la inserción de la aguja en puntos específicos del cuerpo, la Acupresión busca hacerlo mismo a través del uso de las yemas de los dedos del profesional y aplicar presiónen esos puntos [1].

La acupresión se define como "un antiguo arte de curación que utiliza los dedos para presionar ciertos puntos del cuerpo para estimular las capacidades autocurativas del cuerpo" La acupresión también es llamada digitopuntura, es una técnica no invasiva y segura, parecida al tipo de masaje que se realiza en puntos específicos localizados en el eje corporal. En ese sentido la Clasificación de Intervenciones de Enfermería (Nursing Interventions Clasificación, NIC), define la intervención de Acupresión, como la aplicación de presión firme y sostenida en puntos determinados del cuerpo para reducir el dolor en los periodos del trabajo de parto, así como también reducir el tiempo de dichos periodos, producir relajación y prevenir o reducir las náuseas, el estreñimiento, reduce significativamente la severidad de la depresión, etc. [1-2].

La acupresión se usa para fomentar la calidad del sueño, aliviar los síntomas, apoyar el proceso de curación, disminuye la agitación en adultos mayores que habita en residencia comunal; promover la relajación y mejorar la salud en general. Se ha demostrado que la Acupresión es efectiva en el tratamiento de las náuseas postoperatorias inducidas por la quimioterapia, así como el dolor lumbar [1,3-5].

La acupresión fue eficaz en la mejora del sueño de los pacientes de la unidad de cuidados intensivos, se considera además segura y redujo la duración de la estancia de los pacientes en el servicio, se reitera que la terapia es rentable, segura y no invasiva. Una forma de aplicación popular de Acupresión llamada shiatsu combina el uso de presión directa en puntos específicos del cuerpo con una forma sistemática de masaje para promover la curación y el bienestar [6].

Una aplicación popular de Acupresión, utilizada por miles de personas diariamente, es la estimulación del punto del pericardio 6 (P6) sobre la muñeca, que muchas personas creen que puede prevenir la cinetosis. La estimulación se puede lograr mediante la presión de los dedos o mediante pulseras elásticas especializadas que aplican presión directa en el punto [7].

La investigación médica occidental (National Center for Complementary and Alternative Medicine; National Institutes of Health) sugiere que el efecto que provoca la estimulación de los puntos de presión y acupuntura podría deberse a la conducción de señales electromagnéticas, éstas podrían desencadenar el flujo de sustancias bioquímicas para la eliminación del dolor, como las endorfinas, y de las células del sistema inmunitario hacia sitios específicos del organismo dañados o vulnerables a una enfermedad. Activación de sistemas opioides; por su acción para reducir el dolor. Cambios de la química cerebral, la sensibilidad y las respuestas involuntarias al modificar la liberación de neurotransmisores y neurohormonas para favorecer la salud [7-10].

Para determinar los puntos de Acupresión, primeramente, se recurre a un proceso diagnóstico. En la MTC se incluye una historia clínica, la observación del aspecto y comportamiento del paciente, la detección de su olor, revisión de lengua, palpación de abdomen, puntos en el organismo, y pulsos radiales. A través de eso se determina un diagnóstico un plan terapéutico y se procede a realizar la técnica. En caso de que este proceso diagnóstico no sea llevado a cabo, se puede recurrir a un sistema occidental con base en los síntomas para determinar el plan terapéutico ideal [9]. La enfermera puede incorporar la acupresión en el plan de cuidado del paciente usando algunos puntos comunes para el alivio de síntomas específicos. Además de hacerlo ella misma puede enseñar al paciente y a los familiares a realizarlo [1, 11].

Cada punto se localiza en un referente anatómico, para localizar los puntos de acupresión con facilidad podemos tomar como base dos medidas: el ancho de la mano y el ancho del pulgar. Argumenta que cada persona tiene su propia simetría y es importante usar sus propias manos para localizar el punto para que el tratamiento se efectivo o no llegara estimular otros puntos que se encuentren en un meridiano cercano. La medida estándar es el cun, que es diferente para cada individuo. Un cun para un paciente en particular se define como el "ancho de la articulación interfalángica del pulgar del paciente" o como "la distancia entre los dos extremos radiales de los pliegues flexores de un dedo medio flexionado del paciente. Dos cun es el ancho del dedo índice, el dedo medio y el dedo anular" [12].

Una forma de saber que se ejerció la presión necesaria en el punto correcto es que, si después de dejar de presionar sigue sintiendo un poco de presión, o puede llegara sentir dolor al aplicar la presión al principio. Snyder & Lindquisr [1], describieron los tipos de técnicas para estimular los puntos de acupresión:

- Presión firme estática: mediante el uso de pulgares o dedos, palmas, cantosde las manos o nudillos.

- Amasamiento con movimientos lentos: a través del uso de pulgares y dedos,junto con la base de las manos, para comprimir grupos musculares grandes.

- Frotamiento enérgico: empleo de fricción para estimular la sangre y la linfa.

- Golpeteo rápido: utilizando las yemas, para estimular los músculos en áreas sin protección, como la cara.

La presión debe ser firme directamente sobre el punto haciendo a la vez un masajecircular y la punta del dedo y la piel deben moverse al mismo tiempo. La estimulacióndebe durar de 15 a 20 segundos cada vez. Los puntos bilaterales, deben presionarse por igual, ya sea simultáneamente o uno después del otro, pero asegúrese de presionar los dos.

Según los lineamientos de Gach para la evaluación de resultados, los elementosque incluye son:

- Reconocimiento de los problemas atendidos con la acupresión

- Identificación de los puntos utilizados para el tratamiento

- Duración de la acupresión

- Identificación de los factores agravantes de la condición (p. ej., estar de pie,

- frío ambiental, menstruación, constipación, falta de ejercicio, estrés, viajes y otros

- Descripción de los cambios experimentados por el paciente después de diez días de tratamiento

- Descripción de los cambios de la condición y de la sensación general de bienestar

3.2 Reflexología

La reflexología es una terapia que incorpora el cuerpo, la mente y el espíritu, esta se desarrolló a partir de la "terapia zonal", teorizada por primera vez por el médico estadounidense William Fitzgerald a principios del siglo XX, que sugirió que el cuerpo podría dividirse en 10 zonas verticales e iguales. Teorizaba que las técnicas de manipulación y presión realizadas en la periferia de estas zonas de los pies y las manos podrían tener un efecto sobre las condiciones fisiopatológicas en otras zonas de las mismas zonas verticales. Se pensaba que la sensibilidad exhibida en las zonas del pie reflejaba un trastorno en otra parte de la zona. La disipación del dolor en el pie después de un corto tiempo fue acompañada por una mejora asociada en las áreas afectadas en otras partes de la zona [1,12].

La reflexología consiste en una serie de movimientos del pulgar y los dedos aplicando presión en la superficie de los pies. La técnica sigue mapas del cuerpo que se dice que representan cada área física del cuerpo a través de "reflejos" en los pies, que se reflejan desde la falange distal del dedo gordo (la cabeza) hasta el calcáneo (pelvis). Se realizan una serie de movimientos de presión precisos hasta cubrir toda la superficie. La profundidad de la presión y los patrones de movimiento permiten una variedad de estilos variados de reflexología, todos los cuales descienden de una teoría común [12].

La duración aproximada de la terapia es de 45 minutos a 1 hora, esto tiempo se considera suficiente para realizar la terapia en ambos pies. Se pueden elegir entre diversas técnicas para trabajar de acuerdo con el área en donde estemos realizando la terapia. Con una mano se sostiene el pie y con los dedos de la otra se aplica el masaje en el pie. Al finalizar la sesión se recomienda al paciente relajarse por varios minutos. Snyder & Lindquisr [1] adaptaron dos técnicas de Kunz para aplicar la presión en el pie o la mano, las cuales se denominan "caminar el pulgar y Gancho y retroceso, mismas que se mencionan a continuación.

Caminar el pulgar

El objetivo de esta técnica es aplicar una presión constante y firme sobre la superficie del pie o la mano:

1. Con la mano que sostiene se estira la planta del pie. Se coloca el pulgar que trabaja sobre la planta y los dedos sobre el dorso del pie. Se deja caer la muñeca, para constituir una palanca, la cual ejerce presión con el pulgar.

2. Flexionar y extender la primera articulación del pulgar, desplazándola hacia delante un poco cada vez. Cuando la mano con que se trabaja se siente estirada, se reubica y se continúa caminando con ella hacia adelante. Se da un paso pequeño hacia adelante con cada extensión.

Gancho y retroceso

En esta técnica implica movimientos pequeños del pulgar que trabaja. Se aplica en puntos específicos.

Se detiene y protege el área a trabajarse utilizando la mano para sostén. La mano envuelve el área, mientras el pulgar y los dedos la mantienen en su sitio. Los dedos de la mano, con la cual se trabaja, se colocan por encima de los de la mano que sostiene.

Se coloca el pulgar en el centro del área por atender. Se forma un gancho y se retrocede, utilizando el borde de este dedo. La presión se aplica utilizando más el pulpejo del pulgar.

Según el fundamento de la reflexología, esta terapia actúa como un todo sobre el cuerpo. Pero existen diversos estudios en donde se cuantifica la evolución fisiológica y psicológica de los pacientes relacionada con la técnica [1].

Las investigaciones indican que existen alteraciones cerebrales durante una sesión de reflexología, emitiéndose actividad cerebral en ondas cerebrales que generalmente se ven en estado de sueño. Aquellos que se sometieron a un tratamiento de reflexología entraron en un estado de sueño a los pocos minutos de comenzar el tratamiento. Los estudios que revisaron la reflexología y el sueño en personas con mala salud parecen mostrar resultados beneficiosos [12-17]. La relajación, la calidad y cantidad del sueño tienen beneficios para el sistema inmunológico, para el funcionamiento cognitivo, así como en la ansiedad y la depresión. De igual manera, la reflexología en los pies fue significativamente efectiva en la disminución del dolor torácico, con solo 20 minutos después de la intervención y puede usarse con seguridad en el dolor torácico en pacientes con infarto al miocardio [15-17].

Referencias bibliográficas

1. Lindquist R. Fran M. Synder M. Complementary & Alternative Therapies in Nursing. 8th Edition Springer Publishing Company. 2018

2. Mccloskey, JC. y Bulecheck, GM. Clasificación de intervenciones de Enfermería (CIE). 6ª ed. Elsevier, España, 2014.

3. Schlaeger JM, Gabzdyl EM, Bussell JL, Takakura N, Yajima H, Takayama M, Wilkie DJ. Acupuncture and Acupressure in Labor. J Midwifery Womens Health. [Internet]. 2017; 62(1):12-28. [citado 6 oct. 2023]. Disponible en: DOI: 10.1111/jmwh.12545

4. Atkins KL, Fogarty S, Feigel ML. Acupressure and Acupuncture Use in the Peripartum Period. Clin Obstet Gynecol. [Internet] 2021;1;64(3):558-571. [citado 6 oct 2023]. Disponible en: DOI: 10.1097/GRF.0000000000000636

5. Biçak Ayik D PhD, Can G PhD. Effect of Auricular Acupressure in Management of Constipation in Palliative Care Patients. J Palliat Care. [Internet]. 2023. [citado 26 oct. 2023]. Disponible en: DOI: 10.1177/08258597231181040

6. Dincer B, Inangil D, Inangil G, Bahcecik N, Ayaz E, Arsalanoglu A, Kesklinler M, Kabuk A. The effect of acupressure on sleep quality of older people: A systematic review and meta-analysis of randomized controlled trials. Explore. [Internet] 2022; 18 (6): 635-645 [citado 26 oct. 2023]. Disponible en: https://doi.org/10.1016/j.explore.2021.11.010

7. Li J, Zhana K, Zhao T, Huang W, Hou R, Wang S, Zhao M. Acupressure for depression: A systematic review and meta-analysis. [Internet]. 2024. [citado 02 abril 2024]. Disponible en: https://doi.org/10.1016/j.ajp.2023.103884

8. Yiu Cho R, Pang L, Yuk L. Acupressure for agitation in nursing home residents whir dementia protocol for a randomized controlled trial. Trials. [Internet] 2014; 15: 410[citado 12 sep. 2023]. Disponible en: https://doi.org/10.1016/j.ajp.2023.103884

9. Acupressure for labor pain management: a systematic review and meta-analysis of randomized controlled trials. [Internet]. 2020. [citado 12 sep. 2023]. Disponible en: DOI: 10.1177/0964528420946044

10. Santiago M., Béjar C. Metaanálisis sobre los efectos de la acupresión durante el parto. Matronas Profesión. [Internet] 2017; 18(2):60-67. [citado 20 sep. 2023] Disponible https://s3-eu-south-2.ionoscloud.com/assetsedmayo/articles/BW4s2gOLdGuYOCa8ASaqpBNuTCPl1618UloqKzQ0.pdf

11   Wagner J. Incorporating Acupressure in to Nursing Practice. AJN. [Internet]. 2015; 115 (12)   40-45.   [citado   20   sep.   2023]   Disponible   en DOI: 10.1097/01.NAJ.0000475290.20362.77

12.   Whatley J, Perkins J, Samuel C. Reflexology: exploring the mechanism of action. Complementary Therapies in Clinical Practice. [Internet]. 2022. [Citado 21 sep. 2023]. Disponible en: https://doi.org/10.1016/j.ctcp.2022.101606

13   Villota X. Aplicación de la reflexología podal para el maneo del dolor lumbar crónico de origen biomédico. Redalyc. [Internet]. 2010; (16): 20-30 [citado 12 sep. 2023]. Disponible en: https://www.redalyc.org/pdf/304/30418644004.pdf

14.   Hyun J, Heejeong Son H, Hyun J, Heeyoung L, Sun M, Sanghun L. Effect of self-administered foot reflexology for symptom management in healthy persons: A systematic review and meta-analysis. Complementary Therapies in Clinical Practice. [Internet]. 2015. [Citado 21 sep. 2023]. Disponible en: https://doi.org/10.1016/j.ctim.2014.11.005

15.   Bakir E, Samancioglu S, Gursoy S. The effects of reflexology on pain and sleep deprivation in patients with rheumatoid arthritis a randomized controlled trial. Complementary Therapies in Clinical Practice [Internet]. 2018. [Citado 21 sep. 2023]. Disponible en: https://doi.org/10.1016/j.ctcp.2018.02.017

16.   Sinem G, Sevgi O. The effects of reflexology on anxiety, depression, and quality of life in patients with gynecological cancers with reference to Watson's theory of human caring. Complementary Therapies in Clinical Practice [Internet]. 2021. [Citado 21 sep. 2023]. Disponible en: https://doi.org/10.1016/j.ctcp.2021.101428

17.   Sayari S, Nabahar M. Effect of foot reflexology on chest pain and anxiety in patients with acute myocardial infarction: A double blind randomized clinical trial. Complementary Therapies in Clinical Practice [Internet]. 2021. [Citado 21 sep. 2023]. Disponible en: https://doi.org/10.1016/j.ctcp.2020.101296

IV. Terapia de masaje

El término masaje deriva de la palabra arábica mass'h, y significa presionar con gentileza. La American Massage Therapy Association, define al masaje, como "la aplicación de técnicas manuales y terapias adyuvantes con la intención de afectar positivamente la salud y el bienestar de la persona". La Clasificación de Intervenciones de Enfermería, define la intervención de masaje como la estimulación de la piel y tejidos subyacentes con diversos grados de presión manual para disminuir el dolor, inducir la relajación, y/o mejorar la circulación [1,2]. También al masaje lo definen como "un conjunto de técnicas combinadas aplicadas a través de manipulaciones comprobadas por la ciencia por sus efectos fisiológicos positivos en la normalización de la homeostasis cuando hay afectaciones de estrés en el organismo" [3].

El uso del masaje es un proceso natural de sanación para ayudar a conectar el cuerpo, la mente y el espíritu. El masaje produce efectos terapéuticos sobre sistemas orgánicos múltiples: tegumentario, musculo esquelético, cardiovascular, linfático y nervioso. La manipulación de la piel y el tejido subyacente suaviza la piel. Asimismo, aumenta o favorece el movimiento del sistema musculo esquelético al reducir el edema, aflojar y estirar los tendones contraídos, y es auxiliar para la reducción de adherencias en tejidos blandos [1,4].

Cuando se realiza una manipulación física, los estímulos mecánicos alcanzan mayor velocidad que los químicos, por este motivo al recibir un masaje o activamos un músculo mediante ejercicio, esta acción formará parte de un todo al incidir en el tejido cutáneo, conectivo, muscular, óseo y vascular, inicialmente. Dependiendo de la intensidad del estímulo, en cuanto a su forma, intensidad y amplitud mantenido en el tiempo, hace que el efecto mecano químico remodele el sistema de tensegridad que informará del cambio mecánico y lo transformará en nuevas condiciones moleculares [1,5].

Se utilizan distintos tipos de movimientos para producir fricción y presión sobre los tejidos cutáneo y subcutáneo. La manera de realizar los desplazamientos y la intensidad de la presión dependen del resultado deseado y de la zona corporal donde se aplique el masaje. La intervención de masaje contempla varias actividades, entre las que figuran [2]:

- Identificar la presencia de contraindicaciones, tales como la disminución de la integridad cutánea, trombopenia, trombosis venosa profunda, heridas abiertas, enrojecimiento o inflamación, tumores e hipersensibilidad al contacto.

- Evaluar el deseo del usuario de hacerse un masaje.
- Establecer un período de tiempo para que el masaje consiga la respuestadeseada.
- Seleccionar la zona o zonas del cuerpo que han de masajearse.
- Lavarse las manos con agua caliente.
- Preparar un ambiente cálido, cómodo, íntimo y sin distracciones.
- Colocar al paciente en una posición cómoda que facilite el masaje.
- Cubrir sólo la zona expuesta que se va a masajear, si es necesario.
- Envolver las áreas no expuestas con mantas, sábanas o toallas de baño si es necesario.
- Utilizar una loción, aceite o talco para reducir la fricción (sin loción o polvos en la cabeza o cuero cabelludo), valorando cualquier sensibilidad o contraindicación.
- Calentar la loción o el aceite en la palma de las manos o girando la botella bajo agua caliente durante varios minutos.
- Hacer el masaje con movimientos continuos, uniformes, largos, de rodillo o vibración con palmas, dedos y pulgares.
- Adaptar la zona del masaje, la técnica y la presión a la percepción de aliviodel paciente y al propósito del masaje.
- Masajear las manos o los pies, si las otras zonas no son convenientes, o siresulta más cómodo para el paciente.
- Solicitar al paciente a que respire profundamente y se relaje durante elmasaje.
- Pedirle al paciente que informe si alguna parte del masaje es incómoda.
- Pedir al paciente, al final del masaje, que descanse hasta que esté preparadoy que luego se mueva lentamente.
- Utilizar el masaje solo o junto con otras medidas, si es apropiado.
- Evaluar y registrar la respuesta al masaje.

La terapia de masaje es una práctica fácil, disponible y accesible, tiene muy pocos o casi nulos efectos secundarios o contraindicaciones, es una técnica universal, presente en todas las culturas. El masaje tiene grandes beneficios para la salud mejora el sistema circulatorio, muscular y nervioso. La terapia de masaje es un método de equilibrio y relajación corporal global, reduce el nivel de dolor y mejora la capacidad de la persona que padece esta patología [7,8].

Tipos de masaje

Existen diferentes tipos de masajes: asiático, tailandés, chino, masaje para embarazadas, pediátrico, deportivo, Watsu, rolfing punto de gatillo, liberación miofacial, shiatsu, Bowenwork y sillas de masaje [2, 9,10]. El lugar donde se realiza el masaje forma parte importante, por lo anterior es de vital importancia crear un ambiente lo suficientemente cálido que proporcione comodidad a la persona generando privacidad. Incorporar música y aromaterapia durante la sesión de masaje se considera que puede aumentar su eficacia. La primera sesión de terapia de masaje comienza con una valoración sobrela condición física del paciente, su historial médico y los dolores y molestias que presenta actualmente. Se le pide al usuario que en privado retire su ropa para posteriormente colocarse una sábana o manta que facilite la aplicación del masaje,el retirar la ropa interior, siempre será decisión del paciente.

Movimientos para el masaje: los movimientos utilizados para la aplicación del masaje incluyen: effleurage, fricción, presión, petrissage, vibración y percusión [9-,11].

Effleurage

El effleurage consiste en un deslizamiento lento y rítmico, con tacto ligero en la piel.Puede aplicarse con grados de presión distintos, lo cual depende de la parte del cuerpo donde se utiliza y del efecto deseado. Con la superficie palmar se aplica ensuperficies mayores, en tanto se utilizan los pulgares y los dedos en zonas más pequeñas. En grandes áreas se realizan movimientos de deslizamiento largos, de entre 25 y 50 cm, en forma de abanico.

Movimientos de fricción

En los movimientos de fricción se aplica una presión moderada constante sobre un área, utilizando los pulgares y los dedos. Los dedos pueden mantenerse en un solositio o desplazarse en un área circunscrita pequeña.

Movimiento de presión

El movimiento de presión es similar al de fricción, excepto porque se realiza con toda la mano.

Petrissage

El petrissage, o amasamiento, requiere levantar un pliegue grande de piel y el músculo subyacente, para sostener el tejido entre el pulgar y los dedos. Los tejidosse presionan contra el hueso, luego se elevan y comprimen con movimientos circulares. La presión sobre los tejidos se libera e intensifica alternadamente. Los tejidos se sostienen con una mano, mientras se amasan con la otra. Sus variaciones incluyen el pinzamiento, el estiramiento, la expresión y el amasamiento con los puños o los dedos. El petrissage se limita a los tejidos con masa muscular abundante.

Movimientos vibratorios

Los movimientos de vibración pueden producirse ya sea con toda la mano o con losdedos. Se recurre a movimientos rápidos y continuos. Debido a que la aplicación dela vibración necesita mucha energía, en ocasiones se utilizan dispositivos mecánicos.

Movimientos de percusión

Para aplicar la percusión, la muñeca actúa a manera de pivote de la mano, en tantoésta golpea el tejido. Los golpes se realizan con rapidez, en un área amplia del cuerpo. El golpeteo y las palmadas son variantes de los movimientos de percusión.los golpes se realizan con rapidez, en un área amplia del cuerpo. El golpeteo y laspalmadas son variantes de los movimientos de percusión.

Masaje asiático

El masaje asiático fue integrado por Peter Ling hace alrededor de unos 150 años yes de las medidas más usadas alrededor del mundo, especialmente en Estados Unidos. Utiliza movimientos de deslizamiento largo, técnica de amasamiento y fricción, con movimientos pasivos y activos de las articulaciones. En los movimientos de fricción se aplica una presión moderada constante sobre un área, utilizando los pulgares y los dedos. Los dedos pueden mantenerse en un solo sitio o desplazarse en un área circunscrita pequeña. El movimiento de presión es similaral de fricción, excepto porque se realiza con toda la mano. Su objetivo también es relajar el SNC y por lo tanto se utiliza con usuarios que tienen disfuncionescerebrovasculares. Los movimientos de vibración se producen ya sea con toda la mano o con los dedos. Se recurre a movimientos rápidos y continuos, debido a quela aplicación de la vibración necesita mucha energía, en ocasiones se utilizan dispositivos mecánicos. Para aplicar la percusión, la muñeca actúa a manera de pivote de la mano, en tanto ésta golpea el tejido. Los golpes se realizan con rapidez,en un área amplia del cuerpo. El golpeteo y las palmadas son variantes de los movimientos de percusión [11].

Masaje Tailandés

Algunas personas llaman al masaje tailandés "yoga pasivo" porque el receptor está completamente vestido, se encuentra en un futón y se utilizan estiramientos pasivoscombinado con presión sobre los músculos a tratar. La experiencia se siente comouna combinación de yoga, shiatsu y meditación. La duración es de 15 a 30 minutosLa presión y el amasamiento de los tejidos son similares a las técnicas de masaje asiático. Las técnicas implican posicionar al cliente en numerosos estiramientos similares a las posturas de yoga, luego meciendo suavemente a la persona para profundizar el estiramiento y abrir las articulaciones, el suave balanceo crea un flujo de energía a través de los diferentes tramos.

Masaje durante el embarazo

El masaje está contraindicado hasta después del primer trimestre del embarazo debido al peligro de aborto espontáneo durante ese tiempo. Durante el segundo y tercer trimestre, el masaje puede aliviar el dolor y brindar comodidad a la mujer embarazada. El masaje reduce el flujo de hormonas del estrés al bebé. Por lo general, el masaje durante el embarazo se realiza en una posición acostada de ladocon un montón de almohadas o cojines para apoyo. El masaje generalmente se realiza en el cuello, brazos/manos, espalda, pelvis y piernas/pies. Dado que no todos los terapeutas de masaje están capacitados en masajes durante el embarazo, los consumidores deben preguntar acerca de la experiencia y/o las credenciales deun terapeuta en particular [10].

Watsu

Se realiza en una piscina de agua cálida, con el cliente en posición flotante y profundamente relajado, el terapeuta mueve y estira el cuerpo del cliente. Watsu aumenta el rango de movimiento, mejora el sueño, disminuye la ansiedad y eliminala hipertonicidad. Se usa para lesiones neuromusculares, estrés, pai crónico,fibromialgia, artritis, pintura de la parte baja de la espalda y molestias durante el embarazo [11].

Masaje Deportivo

Utiliza técnicas de masaje sueco y shiatsu, pero se centra en las partes del cuerpo que probablemente se estresan por un deporte en particular. Lleva menos tiempo que el sueco o el shiatsu y suele ser más vigoroso. Esta técnica también se concentra en reducir o eliminar los factores que interfieren con el rendimiento humano, como los espasmos musculares, la tendinitis y la fatiga muscular.

Masaje de punto gatillo

Tipo de masaje profundo en el que los dedos se utilizan para liberar nudos y puntossensibles en los músculos. Las técnicas son similares a las utilizadas en el shiatsu,pero se basan en la anatomía y fisiología occidental. El masaje de puntos de activación suele ser una técnica incorporada al masaje sueco o deportivo.

Liberación miofascial

La liberación miofascial es una terapia para todo el cuerpo precedida por una evaluación integral y un estudio de diagnóstico. El terapeuta evalúa el sistema fascial a través del análisis visual y la palpación del tejido y las capas fasciales. El tejido normal es suave y móvil en todas las direcciones. El tejido anormal puede sentirse caliente, duro, sensible o algo fibroso o crujiente. Cuando el terapeuta ha determinado dónde se encuentran las restricciones faciales, se aplica una presión suave en la dirección de la restricción, que está diseñada para romper el colágeno de la fascia. La liberación miofascial es una técnica de terapia manual que se basa en la aplicación de movimientos y presiones sostenidas, dirigidas a todo el sistema fascial. Esta técnica permite liberar las restricciones de movilidad de este sistema, devolviendo los deslizamientos entre todos los tejidos del cuerpo, y haciendo que nuestro cuerpo recupere su equilibrio funcional.

Shiatsu

El masaje shiatsu es la adaptación japonesa de la acupresión. Los terapeutas usan la mano, los codos y sus pies para presionar durante unos 30 segundos en cada punto. Dependiendo dela forma en que se haga, el shiatsu puede ser suave o bastante fuerte. Hecho en untapete en lugar de una mesa de masaje, una sesión típica de shiatsu dura aproximadamente una hora [11,12].

Rolfing

El Rolfing es un método de terapia manual que, a través de manipulacionesprofundas del tejido conectivo y la reeducación del movimiento, busca recuperar elequilibrio natural del cuerpo, teniendo en cuenta la fuerza que ejerce la gravedad sobre nosotros. Todo ello se observa en una mejora de la postura y el aspecto físico,alivio de tensiones y dolores, aumento de la estabilidad, la flexibilidad y el bienestarcorporal global. Es indicado tanto en personas que sufren una determinada dolencia y quieren mejorar su calidad de vida, como para aquellas que quieran gozar de una mejora del movimiento y la conciencia de su propio cuerpo, así como para prevenir futuras afecciones, consiguiendo un mayor bienestar físico y mental [14]. En el Rolfing de manipula todo el cuerpo en el que se utiliza los dedos, nudillos y codos para estirar la fascia, que tiende a atarse debido a lesión, mala postura, problemas emocionales o debilidades genéticas. Mientras que otros terapeutas de masaje trabajan aplicando movimientos suaves sobre los músculos. Se presionan profundamente el tejido muscular y la fascia para liberarlos. Se les pide a los clientes que respiren profundamente durante la sesión y visualicen el alargamiento muscular. El método actual de Rolfing es más suave y mucho menos doloroso que el estilo original de tratamiento. Los profesionales utilizan una amplia gama de toques y presiones, desde ligeros hasta el masaje profundo. Cuando se realiza con la sensibilidad adecuada, incluso la presión profunda y pesada puede no ser dolorosa [14].

Masaje chino

Conocida como Tui Na, es una de las cuatro ramas principales de la medicina tradicional china, es el precursor de todas las formas de masaje que existen en la actualidad, pero se diferencia de otros tipos de masaje en que se utiliza para tratar enfermedades específicas y también problemas musculo esqueléticos. Un practicante debe ser un médico de medicina tradicional china para hacer un diagnóstico preciso antes de instituir el tratamiento. Utiliza un conjunto de maniobras de masaje, movilizaciones, tracciones y manipulaciones, realizadas con o sin instrumentos, sobre determinadas partes o la totalidad del cuerpo.

Bowenwork

La técnica de Bowen es un tipo alternativo de manipulación física que lleva el nombre del australiano Thomas Ambrose Bowen. Bowenwork, movimientos suaves de la mano para estirar los músculos y la fascia para simular vías nerviosas.

Silla de masaje

Se realiza con el cliente completamente vestido, sentado en una silla de masajes portátil. La sesión, que dura de 10 a 20 minutos, implica un masaje de cabeza, cuello, espalda, brazos y manos. Este tipo de masaje a menudo se proporciona en el lugar de trabajo, centros comerciales o aeropuertos. El propósito del masaje es disminuir la tensión, reducir el estrés y mejorar las capacidades de adaptación de las personas.

Masaje infantil

El masaje infantil está ganando popularidad en los Estados Unidos. Los investigadores han descubierto que el masaje infantil produce un aumento de pesoen los bebés prematuros, reduce las complicaciones en los bebés que consumen cocaína y ayuda a las madres deprimidas a calmar a sus bebés. En bebés sanos, mejora la unión entre padres y bebés, alivia los procedimientos dolorosos como lasinoculaciones, reduce el dolor causado por la dentición y el estreñimiento, reduce los cólicos, induce el sueño y hace que los padres se sientan bien [14,15].

Para cuantificar la efectividad del masaje se han utilizado parámetros tanto fisiológicos como psicológicos. En muchos estudios se han medido índices de relajación (frecuencia cardiaca, presión arterial, frecuencia respiratoria, temperatura cutánea, concentraciones de cortisol y tensión muscular). Para definir su eficacia también se han usado inventarios y escalas de ansiedad para determinar el grado de dolor y la calidad del sueño, así como índices de la calidad de vida. Es importantese cuantifiquen los efectos a corto y a largo plazo del masaje.

Unos de los principales efectos de la terapia de masaje es el estado de relajación. Esta técnica favorece la disminución de los niveles de estrés, ansiedad y tensión. Existen otras indicaciones para estas terapias como el de patologías de origen traumático, enfermedades neurológicas, contracturas musculares, problemas de circulación sanguínea, así como patologíasque derivan de malas posturas. El masaje de pies y manos es una opción que puede utilizar el personal de enfermería como técnica para reducir el dolor en pacientes con artritis, de igual manera reducir el edema [9,17-19].

Gran parte del personal de enfermería utiliza las técnicas de masaje durante el trabajo de parto, durante las contracciones, el masaje profundo de la espalda baja y las caderas proporcionan una contrapresión que a muchas mujeres les resulta útil.Entre las contracciones, el masaje de los hombros, la espalda, las manos y los piesaumenta la comodidad y la relajación. Las enfermeras obstétricas han abogado durante mucho tiempo por el masaje durante el embarazo. Se utiliza un aceite ligeroy natural como la mandarina, la almendra o el cártamo. Los aceites esenciales no se agregan porque pueden tener efectos adversos en el feto [16].

Se recomienda el uso de terapias de masaje en las áreas de pediatría, con mayor énfasis en los pacientes en estado crítico. Cuando la terapia de masaje infantil se aplica adecuadamente a los recién nacidos prematuros, responden con un aumento de peso aumentado, mejores puntajes de desarrollo y alta hospitalaria más temprana.los padres del bebé prematuro también se benefician porque el masaje infantil mejora el vínculo con su hijo y aumenta la confianza en sus habilidades de crianza.este artículo discute los beneficios y riesgos del masaje para bebés prematuros y sus familias y explica cómo implementar la terapia de masaje en el entorno de cuidados intensivos neonatales [16].

Se ha demostrado que la aplicación de masajes por parte del profesional de enfermería a neonatos prematuros o expuestos a drogas durante el embarazo, están más alerta y son más activos que los neonatos que no reciben masaje [15]. Los bebés masajeados también pueden calmarse, dormir más profundamente y tener menos episodios de apnea. Se ha demostrado que las terapias táctiles comoel masaje infantil, que consiste en la presión aplicada a mano y el movimiento a lostejidos blandos, reduce la neuroquímica y marcadores de estrés hormonal en bebés prematuros [16].

En el ámbito de la salud se han publico numerosos ensayos clínicos que documentan los beneficios que tiene la terapia de masajes como forma de tratamiento complementario en pacientes con dolor, inflamación, linfedema, náuseas, espasmos musculares, diversas disfunciones de tejidos blandos, convulsiones de gran mal, ansiedad, depresión e insomnio. Los ensayos controlados aleatorios son algo difíciles, ya que los terapeutas individualizan los enfoques de tratamiento para cada cliente. Se ha demostrado que la terapia de masaje tiene efectos beneficiosos en diversas afecciones, como depresión, autismo, afecciones de la piel, síndromes de dolor que incluyen artritis y fibromialgia, hipertensión, afecciones autoinmunes que incluyen asma y esclerosismúltiple, afecciones inmunes que incluyen el VIH y cáncer de mama y problemas de envejecimiento, incluidos el Parkinson y la demencia [17-19].

Aunque muchos de los estudios han incluido comparaciones entre la terapia de masaje y los grupos de control de tratamiento estándar, varios han comparado diferentes formas de masaje(por ejemplo, masaje sueco versus tailandés) y diferentes terapias activas como masaje versus ejercicio. Por lo general, los grupos de terapia de masaje han experimentado más efectos positivos que los grupos de control o comparación. Esto puede relacionarse con la terapia de masaje que proporciona más estimulación delos receptores de presión, lo que a su vez mejora la actividad vagal y reduce los niveles de cortisol. Algunos de los investigadores han evaluado los efectos físicos, fisiológicos y bioquímicos, aunque la mayoría se ha basado exclusivamente en medidas de autoinforme [9,11,18].

Otro reporte sobre masaje es el ensayo clínico controlado que informó sobre los efectos del masaje miofascial en personas con estrés y en persona sin estrés. Las personas estresadas o con niveles altos de estrés tuvieron una experiencia significativamente mejor en el efecto del masaje miofascial [18]. Asimismo, un estudio controlado reportó que el masaje watsu disminuyo significativamente los niveles del estrés y el dolor. Así también mejoró el estado deánimos de las mujeres en el tercer trimestre del embrazo [19].

Otro reporte sobre dolor en el trabajo de parto en las mujeres observó que con el masaje las parturientas disminuyeron el dolor durante el trabajo de parto encomparación de aquellas que se usó cuidado habitual, así también el nivel de ansiedad disminuyó de manera significativa, demostrando el masaje ser una intervención eficaz en el cuidado de las mujeres en trabajo de parto [19, 20].

Referencias bibliográficas

1. Sanz Mengibar JM. Masajes terapéuticos. Ed. Lexus. 2020.

2. Lindquist R. Fran M. Synder M. Complementary & Alternative Therapies in Nursing. 8th Edition Springer Publishing Company. 2018

3. Mccloskey, JC. y Bulecheck, GM. Clasificación de intervenciones de Enfermería (CIE). 6ª ed. Elsevier, España, 2014.

4. Furlan A. D., Yazdi F., Tsertsvadze A. et al. Complementary and alternative therapies for back pain II. Evid Rep Technol Assess (Full Rep). [Internet]. 2010; 194:1–764. [Citado 09 sep. 2023]. Disponible en: https://www.ahrq.gov/downloads/pub/evidence/pdf/backpaincam/backcam2.pdf

5. Torres Forjans, Resultado del Masaje como Terapia Contra el Estrés en la Comunidad Universitaria. IV Conferencia Científica Internacional Universidad de Holguín. 2009

6. Cherkin DC, Sherman KJ, Kahn J, Wellman R, Cook AJ, Johnson E, Erro J, Delaney K, Deyo RA. A comparison of the effects of 2 types of massage and usual care on chronic low back pain: a randomized, controlled trial. Ann Intern Med. [Internet]. 2011. [Citado 06 sep. 2023]. Disponible en: DOI: 10.7326/0003-4819-155-1-201107050-00002

7. Netchanok S, Wendy M, Marie C, Siobhan O. The effectiveness of swedish massage and traditional Thai massage in treating chronic low back pain: a review of the literature. Complementary Therapies in Clinical Practice. [Internet]. 2012;18(4): 227 234. [Citado 06 sep. 2023]. Disponible en: DOI: 10.1016/j.ctcp.2012.07.001

8. Chu H, Park SJ, Jeong Y, Kim S, Yeom SR, Lee S, Youn BY. Effect of a massage chair (BFM-M8040) on neck and shoulder pain in office workers: A randomized controlled clinical trial. Heliyon. [Internet]. 2023. [Citado 06 sep. 2023]. Disponible en: DOI: 10.1016/j.heliyon.2023.e20287

9. Lee Fontaine Karen. Complementary & Integrative Therapies for Nursing Practice. 5th Edition. Pearson. Education Inc. 2019

10. Scaer R. The Body Bears the Burden: Trauma, and Disease (3rd ed.). New York, NY: Routledge. 2014.

11. Benjamin, PJ. Tappan's Handbook of Massage Therapy 6th ed. Boston, MA: Pearson. 2016.

12. Bellmore L. The Experience of Shiatsu for care partners and persons living with dementia: a qualitative pilot study. Int J Ther Massage Bodywork. [Internet]. 2022.

[Citado sep.20 2023]. Disponible en: https://www.ncbi.nlm.nih.gov/pmc/articles/PMC8887854/pdf/ijtmb-15-23.pdf

13. Método Rolfing. Asociación Española de Rolfing. s/f. [Citado 10 sep. 2023] Disponible en: https://aerolfing.es/#:~:text=Rolfing%20Integraci%C3%B3n%20Estructural%20es%20un,Ida%20Rolf

14. Field T. Pediatric Massage Therapy Research: A Narrative Review. Children (Basel). [Internet]. 2019. [Citado 10 sep. 2023]. Disponible en: DOI: 10.3390/children6060078

15. Staveski SL, Boulanger K, Erman L, Lin L, Almgren C, Journel C, Roth SJ, Golianu B. The Impact of Massage and Reading on Children's Pain and Anxiety After Cardiovascular Surgery: A Pilot Study. Pediatr Crit Care Med. [Internet] 2018. [Citado 10 sep. 2023]. Disponible en: DOI: 10.1097/PCC.0000000000001615

16. Smith SL, Lux R, Haley S, Slater H, Beechy L, and Moyer-Mileur L. The effect of massage on heart rate variability in preterm infants. J Perinatol. [Internet] 2013; 33 (1): 59–64. [Citado 10 sep. 2023]. Disponible en: DOI: 10.1097/PCC.0000000000001615

17. Rapaport MH, Schettler PJ, Larson ER, Carroll D, Sharenko M, Nettles J, Kinkead B. Massage Therapy for Psychiatric Disorders. Focus (Am Psychiatr Publ). [Internet] 2018. [Citado 10 sep. 2023]. Disponible en: DOI: 10.1176/appi.focus.20170043

18. Vergo MT, Pinkson BM, Broglio K, Li Z, Tosteson TD. Immediate Symptom Relief After a First Session of Massage Therapy or Reiki in Hospitalized Patients: A 5-Year Clinical Experience from a Rural Academic Medical Center. J Altern Complement Med. [Internet] 2018. [Citado 13 sep. 2023]. Disponible en: https://www.ncbi.nlm.nih.gov/pmc/articles/PMC6422004/pdf/acm.2017.0409.pdf

19. Akköz Çevik S, Karaduman S. The effect of sacral massage on labor pain and anxiety: A randomized controlled trial. Jpn J Nurs Sci. [Internet]. 2020 [Citado 13 sep. 2023]. Disponible en: https://doi.org/10.1111/jjns.12272

20. Smith CA, Levett K, Jones L. Massage, reflexology, and other manual methods for pain in labour. Cochrane Database Syst Rev. [Internet] 2018; 15 (2): 1456-1468. [Citado 13 sep. 2023]. Disponible en: 10.1002/14651858.CD009290.pub3

V. Terapia con música

La música se ha utilizado a lo largo de la historia como una modalidad terapéutica. Florence Nightingale, pionera profesional en enfermería reconoció el poder curativo de la música y la utilizó como parte de los cuidados que prestó a los soldados en la guerra de Crimea usando la voz y los sonidos con el fin de generar efectos favorables y disminuir el dolor. Según su perspectiva teórica el arte de la enfermería se encontraba en la práctica, en el cuidado, en el contacto conquien se cuida, y en donde se debería de controlar hasta el más mínimo detalle del entorno para que se favoreciera la salud, el bienestar y la sanación del paciente [1-3]. En ese sentido la música favorece el desarrollo potencial de mantener y/o restaurar las funciones del individuo para lograr una mejor integración intra, inter y extra personal. La escucha o ejecución de la música, facilita y promueve la comunicación, el aprendizaje, el movimiento y la expresión, por tanto, puede satisfacer las necesidades físicas, emocionales, cognitivas, sociales y espirituales. En consecuencia, fortalece el estado de bienestar y mejora la calidad de vida [4,5]. La terapia de música es la aplicación sistemática de la música en un ambiente terapéutico, con la finalidad de lograr cambios de conducta. Estos cambios ayudarán a la persona a ampliar la comprensión de sí mismo y del mundo que lo rodea, le facilitará adaptarse mejor al entorno social donde se desarrolla. La musicoterapia, se concibe también como el "arte de distribuir los sonidos en el tiempo, de tal manera que se obtenga una composición continua, unificada y evocadora, a través de la melodía, la armonía, el ritmo y el timbre" [4-6]. A su vez, la terapia de música se define como la consecución de objetivos terapéuticos de restauración, el mantenimiento y la garantía de la salud tanto física como mental (American Music Therapy Association). Es también la aplicación científica de la música, dirigida por el terapeuta en un contexto terapéutico para provocar cambios en el comportamiento [5-7].

La música también Dichos cambios facilitan a la persona el tratamiento que debe recibir a fin de que pueda comprenderse mejor a sí misma y a su mundo para poder ajustarse mejor y más adecuadamente a la sociedad [6]. La Musicoterapia tiene como fin desarrollar potenciales y/o restaurar las funciones del individuo de manera tal que éste pueda lograr una mejor integración intra y/o interpersonal y consecuentemente una mejor calidad de vida a través de la prevención, la rehabilitación o el tratamiento. Al respecto, una enfermera musicoterapeuta identifica a la música como la medicina del alma, actúa muy directo al interior de la persona, agrega que la música es buena para el cerebro, la concentración, para desconectar o evadirte, para dormir... pero que varias personas desconocen su poder terapéutico. Sánchez, brinda terapia de música, ayuda a decenas de pacientes a mantener o mejorar la salud. Desde su propia experiencia ha podido comprobar los grandes cambios en quienes lo experimentan, un cambio como ella misma lo define "a todos los niveles" [4,5].

Al respecto de ello, Sánchez O, enfermera musicoterapeuta en una unidad de cuidados intensivos de un hospital español, expresó "la musicoterapia es la medicina del alma, permite llegar de una forma muy directa al interior de la persona". La música es buena para el cerebro, la concentración, para desconectar o evadirte, para dormir... pero lo que muchas personas desconocen es su poder terapéutico. Sánchez, brinda terapia de música, ayuda a decenas de pacientes a mantener o mejorar la salud. Desde su propia experiencia ha podido comprobar los grandes cambios en quienes lo experimentan, un cambio como ella misma lo define "a todos los niveles". Entre estos podemos encontrar cambios físicos: la música activa diferentes partes del cerebro; también tiene efectos en las respuestas fisiológicas, como en la frecuencia cardiaca o respiratoria. Pero también provoca cambios a nivel psicológico, ayuda a disminuir el estrés de los enfermos, donde la atención está centrada en escuchar y con la que el paciente puede llegar a dejar de pensar en cierta manera de su enfermedad o el tiempo que lleva ingresado. También rompe con la monotonía que conlleva estar en una unidad de cuidados intensivos (UCI), mejorando el bienestar de estos, "la musicoterapia es un proceso sonoro capaz de hacernos conectar con las propias emociones y en las sesiones se favorece la expresión emocional por medio de la creatividad" [3].

La terapia de música es la aplicación sistemática de la música en un ambiente terapéutico, con la finalidad de lograr cambios de conducta. Estos cambios ayudarán a la persona a ampliar la comprensión de sí mismo y del mundo que lo rodea, le facilitará adaptarse mejor al entorno social donde se desarrolla. En los años 50 se iniciaba a reconocer a la música como una herramienta terapéutica, como explican Ortega y cols. la Musicoterapia es: "la ciencia o el arte de reunir o ejecutar combinaciones inteligibles de sonidos en forma organizada y estructurada con una gama de infinita variedad de expresión" [5]. La Musicoterapia tiene un campo de aplicación muy amplio, y puede ser indicada para todo el público, desde neonatos hasta adultos mayores. Como se ha reiterado la música promueve la salud y bienestar en la persona, además le facilita enfrentar la adversidad y la forma de vivir en el proceso de enfermar, como bien se ha documentado en la literatura.

La música actúa en la corteza, mejora las respuestas dopaminérgicas del sistema límbico, lo que posibilita la armonía, el estado de relajamiento, distrae la atención de estímulos adversos, facilita la gestión del estrés y alivia la ansiedad. Como bien se afirma en una investigación con pacientes críticos, la música como terapia alternativa mejora signos como taquicardia, taquipnea, desorientación, facilita el sueño, ansiedad e incluso, ayuda a reducir el dolor en los pacientes, entre otros beneficios [4-12].

Al respecto, la Organización Mundial de la Salud (OMS) recomendó desde el año 2000 incluir la música entre las terapias no farmacológicas en los centros hospitalarios, por los beneficios en la salud, mejora el sistema inmunológico, la gestión del estrés, además clínicamente impacta de manera significativa en la vida de los pacientes; alivia el malestar, la incomodidad y ansiedad durante el internamiento. Dicho organismo informó sobre el uso de musicoterapia en personas con diversas enfermedades, en Canadá 70%, Francia 49%, Australia 48%, Bélgica 31% y en los Estados Unidos 42%. En Europa tiene una prevalencia media del 48% en adultos y del 45% en niños [13].

En países de Latinoamérica como Costa Rica, Venezuela, Cuba, Perú, Colombia, Argentina, Ecuador y Chile, se ha implementado la música en pacientes con diversos trastornos como retraso mental, parálisis cerebral infantil, cáncer, autismo, en estado crítico, entre otros. Además, se ha señalado más recientemente el uso de la terapia de música en el 42% de las unidades de cuidado crítico en América Latina, con la implementación del Proyecto Humanización en los Cuidados Intensivos (H-UCI) y se han obtenido muy buenos resultados [14,15].

Algunos trabajos recientes han evidenciado los efectos de la musicoterapia en la mejora de la salud y en algunos eventos como Trastorno del Espectro Autista, ansiedad, depresión, enfermedades degenerativas, epilepsia, evento vascular cerebral, Parkinson, demencia, esquizofrenia, drogodependencia; también en trastornos del lenguaje y socialización, en el dolor agudo y crónico, mejora los parámetros fisiológicos y las constantes vitales [4,8,10,11,15-20].

De acuerdo con la Clasificación de Intervenciones de Enfermería (NIC), la terapia musical se define como la "utilización de la música para ayudar a conseguir un cambio específico de conductas, sentimientos o fisiológico". El carácter de una pieza de música y sus efectos dependen de la calidad de esos elementos y sus relaciones entre sí [3-5, 6,9]:

- Frecuencia o tono. Deriva del número de vibraciones del sonido –lo alto o bajo de un tono musical, que se designa utilizando las letras A, B, C, D, E, F y G. Las vibraciones rápidas tienden a actuar de forma estimulante, en tanto las lentas se relacionan con relajación.

- Intensidad. Produce el volumen del sonido y se relaciona con la amplitud de las vibraciones. El gusto o rechazo que una persona muestra por ciertos tipos de música depende en parte de su intensidad, que puede utilizarse para producir un sentido de intimidad (música con volumen bajo) o poder (música con volumen alto).

- Color del tono o timbre. Es una propiedad subjetiva que deriva de la armonía. La relevancia psicológica deriva del timbre de la música, debido a que existen asociaciones con eventos o sentimientos pasados.

- Intervalo. Es la distancia entre dos notas en cuanto al tono, crea la melodía y la armonía. La primera deriva de la forma en que se ordena la secuencia de tonos musicales y el intervalo entre ellos. La segunda es el resultado de la forma donde los tonos suenan al tocarse juntos, lo que el receptor describe como consonante (aporta un sentido de descanso) o disonante (causa un sentido de tensión). Las normas culturales determinan lo que el receptor califica como disfrutable y agradable.

- Duración. Crea el ritmo y el tiempo. La duración se refiere a la prevalencia en tiempo de los sonidos, y el ritmo corresponde a un patrón temporal que se ajusta a cierta velocidad. El ritmo es lo que influye para que una persona se mueva con la música de cierta manera, y puede dar un sentido de paz o seguridad, en tanto los ritmos repetitivos pueden desencadenar sentimientos de depresión. Los sonidos continuos que se repiten a velocidad lenta y se enlentecen cada vez más reducen los niveles de respuesta. Los ritmos intensos pueden despertar sentimientos de poder y control.

La intervención enfermera terapia musical de la NIC, refiere que las principales actividades son [6]:

- Determinar el cambio de conducta específico y /o fisiológico que se desea (relajación, estimulación, concentración, disminución del dolor).

- Identificar el interés del paciente por la música.
- Reconocer las preferencias musicales del paciente.
- Elegir selecciones de particularmente representativas de las preferencias delpaciente, teniendo en cuenta el cambio de conducta deseado.
- Proporcionar disponibilidad de cintas/discos compactos de música y equipo al paciente.
- Asegurarse de que las cintas/discos compactos de música y el equipo se encuentran en buen estado de funcionamiento.
- Proporcionar auriculares, si es conveniente.
- Asegurarse de que el volumen es adecuado, pero no demasiado alto.
- Evitar dejar la música durante largos periodos (es contraproducente escuchar música continuamente, porque además de fatigar, embota la sensibilidad musical).
- Facilitar la participación del paciente (tocar un instrumento o cantar) silo desea y es factible dentro de la situación.
- Evitar música estimulante después de una lesión aguda en la cabeza.

En el empleo de la música se requiere de determinar las preferencias musicales del paciente mediante la valoración y utilizar algún instrumento, que permite obtener información sobre la frecuencia con que se escucha música, el tipo de selecciones preferentes y las razones por las cuales la persona escucha música. Para algunas personas, el objetivo de escuchar música es relajarse, en tanto otros individuos pueden preferir aquélla que los estimula y confiere vigor. Tras la recolección de los datos pueden implementarse técnicas apropiadas con música específica [11,16].

La atención cuidadosa a la selección de música contribuye a su efecto terapéutico. Por ejemplo, la música para inducir relajación tiene un ritmo regular (menos de ocho redobles por minuto) carecede timbre o dinámica extremos, y tiene un sonido melodioso que es suave y fluido [13]. Las experiencias del pasado también pueden influir sobre la respuesta a la música. Las personas mayores pueden preferir canciones patrióticas o populares de alguna época anterior, o himnos con tiempos más lentos, interpretados con instrumentos familiares [19].

La intervención con música con el objetivo de la relajación utiliza el material como un estímulo agradable que busca bloquear sensaciones de ansiedad, temor y tensión, y para desviar la atención de los pensamientos desagradables. Se requiere un mínimo de 20 min de música para inducir la relajación, junto con algún tipo de ejercicio que apoye la relajación, como respiración profunda. La música relajante debe tener un tiempo igual o menor que la frecuencia cardiacaen reposo (menos de 80 latidos por minuto), una dinámica predecible, un movimiento melódico fluido, armonías agradables, ritmo regular sin cambios súbitos, y cualidades tonales que incluyan cuerdas, flauta, piano o música de sintetizador con composición especial. Una de las selecciones clásicas de usomás difundido para la relajación es el Canon en D Mayor de Pachelbel. El control cuidadoso del volumen resulta esencial. Se produce daño auditivo permanente tras la exposición a frecuencias y volúmenes altos. Los sonidos con más de 90 decibeles producen malestar y se desarrolla fatiga con más frecuencia cuando existe estimulación con frecuencias más altas [16-20].

Uno de los efectos más intensos de la música es la reducción de la ansiedad [19,20,22]. La música puede mejorar el ambiente inmediato, divertir y reducir el impacto de ruidos con potencial de inquietar a los pacientes pediátricos [17,18,20]. La musicoterapia produce efectos positivos en los parámetro shemodinámicos y los requisitos analgésicos en el postoperatorio. También es eficaz para reducir la ansiedad y los episodios de conciencia intraoperatoria de pacientesque se someten a distintos procedimientos quirúrgicos. De igual manera la música ha demostrado ser eficaz en los pacientes hospitalizados en unidades de cuidados coronarios y cuidados intensivos (UCI) con dependencia del ventilador. La música con composición especialpuede ser efectiva para incrementar la relajación en unidades pediátricas para atención oncológica. También puede ser mejorar el ambiente y reducirel estrés en las UCI neonatales para obtener mejorías, como aumento de la oxigenación durante el amamantamiento y aumento de la velocidad para la alimentación [1,12,15, 15-18, 21-24].

Referencias bibliográficas

1. Nightingale F. Notes on Nursing: What is it and What is it not. Edinburgh: Churchill Livingstone, 1859.

2. Núñez Carrasco Elizabeth. Comprensión de la Enfermería desde la perspectiva histórica de Florencia Nightingale. Ciencia y Enfermería. [Internet] 2011; XVII (): 11-18. [Citado 03 oct. 2023]. Disponible en: https://www.scielo.cl/pdf/cienf/v17n1/art_02.pdf

3. Alvin J. Music therapy. New York: Basic Books, 2000.

4. Otero López MC, Ballesteros Mantecón M, García Álvarez MM, Otero López A, García Otero C, San Raimundo Morín MC, Pérez Martín S, Pérez Martín S, González Centeno J. La musicoterapia como intervención no farmacológica efectiva. Revista INFAD de Psicología [Internet]. 2019 [citado 05 dic. 2024]; 3(2):107-116. Disponible en: https://revista.infad.eu/index.php/IJODAEP/article/view/1902

5. Sánchez María Olga. Musicoterapia: cuando la música se convierte en fuente de inspiración y terapia. Recuperado de https://www.enfermeria21.com/diariodicen/musicoterapia-cuando-la-musica-se-convierte-en-fuente-de-inspiracion-terapia/

6. McCloskey JC. y Bulecheck GM. Clasificación de intervenciones de Enfermería (CIE). 6ª ed. Elsevier, España, 2014.

7. National Association for Music Therapy. [Internet] 2014. [citado 03 oct. 2023]. Disponible en: https://www.musictherapy.org/about/amta/

8. Pérez-Guirado J. Musicoterapia para niños con trastorno del espectro autista. Popular music research T Day. [Internet] 2023; 5: 195-203. [Citado 03 oct. 2023]. Disponible en: DOI: https://doi.org/10.14201/pmrt.31485

9. National Association for Music Therapy. [Internet] 2014. [citado 03 oct. 2023]. Disponible en: https://www.musictherapy.org/about/amta/

10. Ortega, E, Esteban, L, Estévez A. y Alonso D. Musicoterapia en los hospitales: terapia e investigación. Eur. J. educ. psychol. [Internet] 2009; (2), 145-168. [citado 03 oct. 2023]. Disponible en:

11. Nava-Mateos M, Olmo-Barros M. la musicoterapia como mejora de contextos hospitalarios. Rev de investigación en Musicoterapia. [Internet]2020; 4: 56-77. [citado 03 en. 2023]. Disponible en: https://doi.org/10.15366/rim2020.4.004

12. Ochoa SE, Mejía SK, Pacheco MD. Efectos de la musicoterapia en la unidad de cuidados intensivos. Salud(i) Ciencia [Internet]. 2022; 25 (2): 98-101. [citado 04 en. 2023]. Disponible en: http://dx.doi.org/10.21840/siic/169761

13. Asamblea Mundial de la Salud, 56. Medicina tradicional: informe de la Secretaría. Organización Mundial de la Salud. [Internet] 2003. [citado 04 dic. 2023]. Disponible en: https://iris.who.int/handle/10665/80004

14. UCI. Humanizando los cuidados intensivos. La música como terapia en las UCI. [Internet]. 2018. [citado 04 dic. 2023]. Disponible en: https://proyectohuci.com/es/la-musica-como-terapia-en-las-uci/

15. Fuente-Martos C, Rojas-Amezcua M, Gómez-Espejo M, Lara-Aguayo P, Morán-Fernández E, Aguilar-Alonso E. Implantación de un proyecto de humanización en una unidad de cuidados intensivos. Medicina Intensiva. [Internet] 2018; 42(2): 99-109. [citado 04 dic. 2023]. Disponible en: https://www.medintensiva.org/en-pdf-S0210569117302206

16. Geretsegger M, Fusar-Poli L, Elefant C, Mössler KA, Vitale G, Gold C. Music therapy for autistic people. Cochrane Database of Systematic Reviews. [Internet] 2022; 22(5). [citado 05 en. 2024]. Disponible en: https://doi.org/10.1002/14651858.CD004381.pub4

17. Miranda MC, Hazard SO, Miranda PV. La música como una herramienta terapéutica en medicina. Rev. Chil.neuro-psiuiatr. [Internet] 2017;55(4). [citado 05 en. 2024]. Disponible en: http://dx.doi.org/10.4067/s0717-92272017000400266

18. Ruiz Santos-M, Gamella-González D. La musicoterapia en el tratamiento integral de los pacientes oncológicos pediátricos. Revista de Investigación en Musicoterapia. [Internet] 2020; 4: 78-96 [citado 05 en. 2024]. Disponible en: https://revistas.uam.es/rim/article/view/rim2020_4_004

19. Valencia, M., Murow, E. y Rascón, M.A. Comparación de tres modalidades de intervención en esquizofrenia: terapia psicosocial, musicoterapia y terapias múltiples. Revista Latinoamericana de Psicología. [Internet] 2006;38 (3), 535-549. [citado 05 dic. 2023]. Disponible en: http://pepsic.bvsalud.org/pdf/rlp/v38n3/v38n3a07.pdf

20. Cobo—Huele A, Cerezo-Cortes E, Gutiérrez-Gazcon J. La musicoterapia en el plan de cuidados de los niños prematuros: revisión bibliográfica. Medicina Naturista. [Internet] 2015; 9(1): 31-37. [citado 05 dic. 2023]. Disponible en: https://dialnet.unirioja.es/servlet/articulo?codigo=4952951

21. Rebecchini L. Music, mental health, and immunity. Brain Behav Immun Health. [Internet]. 2021; 18: 1-7. [citado 05 dic. 2023]. Disponible en: DOI: 10.1016/j.bbih.2021.100374

22. Bradt J, Dileo C, Myers-Coffman K, Biondo J. Music interventions for improving psychological and physical outcomes in people with cancer. Cochrane Database Syst Rev. [Internet] 2021 [citado 06 dic. 2023]. Disponible en: DOI: 10.1002/14651858.CD006911.pub4

23. Hunter AR, Heiderscheit A, Galbally M, Gravina D, Mutwalli H, Himmerich H. The Effects of Music-Based Interventions for Pain and Anxiety Management during Vaginal Labour and Caesarean Delivery: A Systematic Review and Narrative Synthesis of Randomised Controlled Trials. Int J Environ Res Public Health. [Internet] 2023. [citado 06 dic. 2023]. Disponible en: DOI: 10.3390/ijerph20237120

24. Kühlmann AYR, de Rooij A, Kroese LF, van Dijk M, Hunink MGM, Jeekel J. Meta-analysis evaluating music interventions for anxiety and pain in surgery. Br J Surg. [Internet] 2018. [citado 06 dic. 2023]. Disponible en: DOI: 10.1002/bjs.10853

VI. Terapia de relajación

La relajación es la actividad que reduce las sensaciones de tensión y los efectos de estrés fisiológico; también se le identifica como conjunto sistemático de procedimientos y/o pasos que ayudan a reducir la tensión física o mental que reducen los niveles de ansiedad y dolor. Asimismo, significa instruir en técnicas para favorecer e inducir la relajación con la finalidad de disminuir los signos y síntomas indeseables de la tensión muscular o ansiedad. El efecto de la relajación se basa en la teoría de la compuerta sobre el mecanismo del dolor que postula que la modificación o alteración de los impulsos negativos-dolorosos que se trasmiten desde los receptores de los nervios periféricos al cerebro pueden tener un efecto de poca o ninguna percepción del dolor. La terapia de relajación afecta esta alteración cognitiva y emocional, proporcionando así alivio del dolor. Al distraer la atención del lugar doloroso, reducir la ansiedad y desarrollar una sensación de control sobre el dolor mediante la terapia de relajación ayuda a disminuir la sensación nociva, disminuye la tensión muscular y mental, reduciendo así la estimulación simpática del hipotálamo. Esto modula la producción endógena de opioides en el sistema nervioso, lo que a su vez disminuye la propagación de los impulsos del dolor [1-3].

La meditación es un tranquilizante poderoso no invasivo para el estrés porque funciona bien para calmar el cuerpo y la mente, y ayuda a desarrollar resiliencia con el tiempo Cuando la persona esta estresada, el estado de huida o lucha es una respuesta a la excitación fisiológica, la frecuencia cardíaca y presión arterial aumentan, el funcionamiento digestivo se ralentiza y aumenta el flujo sanguíneo a las extremidades. También desencadena la liberación de hormonas como la adrenalina y el cortisol. Esta cadena de reacciones prepara al cuerpo para protegerse del peligro o estrés percibido. Sin embargo, una vez que esa amenaza ha pasado, su cuerpo necesita volver al estado en el que se encontraba antes de que se desencadenara su respuesta de lucha o huida. Luego, el sistema parasimpático se activa y libera sustancias químicas diseñadas para devolver el cuerpo a su estado de reposo. Durante la respuesta de relajación, el cuerpo avanza hacia un estado de relajación fisiológica; la presión arterial, la frecuencia cardíaca, el funcionamiento digestivo y los niveles hormonales vuelven a la normalidad [4-7].

Por tanto, entre las razones del empleo de la terapia de relajación, figuran [6]:

- El hecho de que la concentración en las tareas de relajación hace que el paciente focalice su atención en éstas, lo que lo hace incompatible con la atención a la experiencia del dolor, resultando beneficioso para el sujeto.

- La relajación produce en el sujeto un cierto sentido de control sobre el funcionamiento fisiológico, contribuyendo a incrementar la percepción de competencia y de dominio personal del paciente.

- Al disminuir los niveles de ansiedad del paciente, también se disminuirá la sensación dolorosa.

- Mejora las alteraciones del sueño.

A lo largo de la historia, las técnicas o ejercicios de relajación se han desarrollado como herramientas para aliviar el estrés y prevenir sus consecuencias negativas. Mediante esta terapia se busca inducir sensaciones placenteras que permitan el fortalecimiento del sistema inmunológico, lo cual se logra al reducir los niveles de estrés, ansiedad y depresión. En la actualidad existen varias evidencias acerca de la relajación y su efectividad en la gestión del estrés, ansiedad, fobias y otros problemas. Por ejemplo, el realizar una hora diaria de relajación durante seis semanas disminuye la frecuencia cardiaca y la presión arterial; además se demostró que la relajación moderaba la relación entre el estrés laboral y los síntomas de salud mental en un mes después [7-9]. En otro estudio, se compararon los efectos de sólo tres días consecutivos de meditación mindfulness con la meditación simulada, se encontró que dicha práctica incrementaba el estado de ánimo y disminuía tanto frecuencia cardiaca como el estado de depresión [8]. De igual manera un reporte demostró los efectos positivos de los ejercicios de relajación en el estado de ansiedad en tan solo una sesión. Así pues, en conjunto, parece bien establecido que la práctica regular de la relajación alivia el estrés y favorece la salud a largo plazo, de igual forma se mostró que los ejercicios de relajación tienen también efectos favorable a corto plazo [7,10].

La terapia de relajación también reduce el tabaquismo y el colesterol [10,11], de igual aumenta significativamente la tolerancia al ejercicio y la carga de trabajo máxima en personas con isquemia cardiaca y retrasó el inicio del segmento ST [4,12,13] Asimismo en los hallazgo de un ensayo controlado con personas afroamericanas con enfermedad coronaria, estimó el efecto de la meditación vs la educación para la salud, posterior a la meditación, después de cinco años se observó una reducción del 48% en el riesgo de muertes, ataques cardíacos y accidentes cerebrovasculares en el grupo de meditación. También hubo una reducción significativa la presión arterial y los factores de estrés psicosocial [14]. De igual forma la terapia fue efectiva en epilepsia, los síntomas del síndrome premenstrual y los síntomas de la menopausia, enfermedades inmunes y trastornos emocionales en neoplasias [2,5, 15-18].

En la relajación se emplean diversas técnicas, algunas son: ejercicios de respiración, relajación aplicada, relajación e imaginación dirigida, relajación progresiva, técnica de libertad emocional, relajación combinada, es decir la relajación con terapias complementarias (como masaje, terapia de música). La meditación combinada ha mostrado mayores beneficios en la calidad de vida, disminución del estrés, de ansiedad, aumento en la calidad del sueño y disminución del dolor tanto en los pacientes como en los profesionales de salud (1,6-8).

Ejercicios de respiración. La respiración es muy eficaz para calmar a la mente y al cuerpo, ya que ayuda a estimular el nervio vago, que es esencial para la regulación del sistema nerviosos. Los ejercicios de respiración son muy recomendables porque pueden funcionar para calmar el cuerpo en cualquier momento y lugar, incluso cuando estén presentes situaciones estresantes. Hay diferentes tipos de ejercicios de respiración [1,4,19-21].

La respiración diafragmática (RD)

Es un enfoque que puede resultar particularmente beneficioso, este tipo de a veces se denomina respiración profunda o abdominal, se realiza contrayendo el diafragma al momento cada inhalación; su propósito es reducir la velocidad de la respiración y el uso de los músculos de los hombros, del cuello y de la parte superior del tórax, para que esa acción sea más eficiente. Este tipo de respiración mejora la oxigenación de todo el organismo.

Respirando y contando

Consiste en contar las respiraciones, es útil, tanto para controlar el ritmo de la respiración, permite alargar la respiración y las exhalaciones. Algunas formas de esta técnica son:

- Mientras inhala, coloque la lengua en el paladar justo detrás de los dientes, luego respire por la nariz y cuente lentamente desde cinco; Al exhalar, deja que el aire escape por la boca y cuenta hacia atrás hasta ocho. Luego repite. Esto le ayuda a vaciar realmente los pulmones y relajarse en cada respiración.
- Otra forma se conoce como "respiración 4-7-8", en esta opción se inhala contando hasta cuatro, esperas contando hasta siete y exhalas contando hasta ocho. Esto le permite

hacer una pausa entre respiraciones y realmente ralentizar las cosas. Cuando empieces, practica la respiración 4-7-8 durante cuatro respiraciones y luego avanza gradualmente hasta ocho respiraciones completas. El acto de contar mientras respira le ayuda a mantener un ritmo constante y a mantener la mente atenta en la respiración en el momento presente, por lo que sigue siendo más eficaz que simplemente respirar de forma regular e inconsciente.

Respiración visualizando un globo

La visualización del "globo inflando" puede ayudar a respirar profundamente desde el diafragma en lugar de realizar una respiración superficial.

Se coloca en una posición cómoda, cierre los ojos y comience a inhalar por la nariz y exhalar por la boca. Mientras inhala, imagine que su abdomen se infla con aire como un globo. Mientras exhala, imagina que el aire escapa lentamente del globo. Recuerde, no es necesario forzar la salida del aire; simplemente escapa por sí solo, a su debido tiempo. Quizás quiera imaginar el globo como tu color favorito, o que estás flotando más alto en el cielo con cada respiración si esto te resulta relajante.

Visualización de la respiración: liberar el estrés

Colóquese en una posición cómoda, cierre los ojos y comience a respirar diafragmáticamente. Mientras inhala, imagine que toda la tensión de su cuerpo proviene de sus extremidades y llega a su pecho. Luego, mientras exhalas, imagina que el estrés abandona tu cuerpo a través de la respiración y se disipa justo frente a ti. Repita el proceso lenta y deliberadamente. Después de varias respiraciones, deberías sentir que el estrés comienza a disminuir.

Respiración profunda y limpiadora

A veces, todo lo que se necesita para liberar el estrés de sus hombros, espalda o el resto de su cuerpo son unas cuantas respiraciones profundas y limpiadoras. Respire profundamente por la nariz y tome tanto aire como pueda cómodamente. Luego libéralo y concéntrate realmente en vaciar tus pulmones. (Muchas personas retienen aire en los pulmones después de una exhalación, por lo que vaciar los pulmones con una exhalación profunda puede ayudarle a recibir más oxígeno fresco). Repita este ejercicio de respiración durante unas cuantas respiraciones y libere la tensión en la espalda, los hombros y en cualquier otro lugar donde tiende a residir la tensión.

Respiración alternando las fosas nasales

Mientras inhala, coloque el dedo sobre la fosa nasal derecha y respire solo por la izquierda. Al exhalar, cambie las fosas nasales y respire solo por la derecha. Puede respirar a cualquier ritmo que le resulte cómodo, ya sea en una proporción de 5-8, una proporción de 4-7-8 o el ritmo que le resulte más relajante. Repita este ejercicio por hasta cinco minutos.

Relajación muscular progresiva (RMP)

Consiste en tensar y liberar grupos musculares de manera sucesiva. Se dirige la atención de la persona en discriminar las sensaciones experimentadas entre la relajación y la tensión de un grupo de músculos. Esta técnica tiene efectos positivos en la salud, alivia el insomnio, mejora la presión arterial, alivia el estrés en personas con enfermedades crónicas y ayuda a libera el estrés a los trabajadores en el desempeño laboral [22-24].

Existen numerosas técnicas para la relajación muscular progresiva (RMP), con frecuencia incluye la atención a la respiración, se le indica al individuo identifique un lugar silencioso y que propicie el reposo, en el cual pueda practicar la relajación. Resulta idóneo contar con una silla cómoda, una cama o un sofá para dar soporte al cuerpo. La ropa debe ser holgada y no restringir la movilidad; deben retirarse zapatos, anteojos o lentes de contacto. La persona puede pasar al baño antes de practicar la relajación muscular.

La técnica RMP combina os grupos musculares para generar tensión y relajación inicial en 16 grupos musculares. De forma subsecuente, el número de grupos se reduce a siete, y luego a cuatro. Indicaciones para la relajación muscular progresiva de 14 grupos musculares [25,26].

Decir a la persona que presione determinado grupo específico de músculos cuando escuche la palabra tensar, liberar la tensión cuando escuchen relajar. La tensión se debe sostener durante siete segundos, atraer la atención hacia la sensación de tensión o relajación. Cuando los músculos se relajan, se dirige la atención hacia las diferencias entre ambos estados.

Generación de tensión en grupos musculares específicos:

Mano y antebrazo dominantes: empuñar con fuerza y sostener la posición.

Brazo dominante: empujar el codo hacia abajo, contra el brazo de la silla.

Repetir las instrucciones con el brazo no dominante.

Frente: levantar las cejas tanto como sea posible.

Porción central de la cara (mejillas, nariz, ojos): cerrar los ojos con fuerza y arrugar la nariz.

Porción inferior de la cara y mandíbula: apretar los dientes y estirar hacia los lados los labios

Cuello: jalar hacia abajo la barbilla, pero sin tocar el pecho.

Pecho, hombros y porción superior de la espalda: hacer una inhalación profunda y sostenerla, jalar hacia atrás los omóplatos.

Abdomen: jalar hacia dentro la pared del abdomen y tratar de protegerla. Muslo dominante: levantar la pierna y sostenerla estirada.

Pierna dominante: apuntar los dedos hacia arriba. Repetir las instrucciones para el lado no dominante.

Espasmos locales

El principal objetivo es alcanzar la relajación muscular en todo el cuerpo sin la necesidad de tensar primero los músculos. A través de la práctica, el paciente adquiere una imagen mental de cómo se sienten los músculos al relajarse, y es capaz de hacerlo usando esta imagen. En la primera sesión se aporta información sobre la base científica para el uso de la RMP. Se discuten los factores inductores de estrés, el impacto de este sobre el organismo, y los signos y síntomas de los grados altos de tensión. Se aportan descripciones y se hacen demostraciones del desarrollo de esta tensión en cada grupo muscular, y luego la persona practica tensando cada uno de esos grupos.

Una vez completado el trabajo en todos los grupos musculares, se solicita al paciente identificar la persistencia de tensión en alguno de ellos. Observa a la persona, para evaluar la presencia de relajación general, y se enfoca en la respiración lenta y profunda, en la existencia de relajación de brazos y la posición de los hombros hacia adelante, y la permanencia de los pies separados, con los dedos apuntando hacia afuera. Se permiten dos o tres minutos al final de la sesión para que el individuo disfrute las sensaciones asociadas con la relajación. La suspensión de la relajación es gradual. Se realiza una cuenta regresiva, del cuatro al uno. Se da oportunidad al paciente para formular preguntas y hablar sobre las sensaciones experimentadas [24].

Se propone el uso de 10 sesiones para la enseñanza de la RMP. Sin embargo, en muchos estudios la formación se limita a un número menor de sesiones, con resultados positivos [13,14]. La relajación muscular puede desencadenar un estado de hipotensión. Se instruye a la gente para permanecer sentada algunos minutos después de la práctica. Realizar movimientos en el mismo lugar y reiniciar de manera gradual las actividades facilita mejorar la presión arterial. La lectura de la presión arterial al terminar las sesiones de entrenamiento ayuda a identificar a los individuos con tendencias a desarrollar estados hipotensos tras la relajación muscular.

Algunas personas con dolor crónico refieren tener mayor dolor después de tensar y relajar los músculos, se le debe reiterar fijar la atención hacia la sensación de relajación muscular en vez de fijarla en el dolor. Se debe evaluar constantemente el efecto deseado de la terapia [25].

La relajación muscular puede desencadenar un estado de hipotensión. Se instruye a la gente para permanecer sentada algunos minutos después de la práctica. Realizar movimientos en el mismo lugar y reiniciar de manera gradual las actividades facilita elevar la presión arterial. La lectura de la presión arterial al terminar las sesiones de entrenamiento ayuda a identificar a los individuos con tendencias a desarrollar estados hipotensos tras la relajación muscular [25,26].

Relajación mediante entrenamiento autógeno

Se define a la relajación progresiva como el facilitar la tensión y relajación de grupos musculares sucesivos mientras se presta atención a las diferencias de sensibilidad resultantes. Además, incluye una serie de técnicas y métodos psicoterapéuticos basados en un enfoque psicofisiológico del comportamiento humano, sus ejes fundamentales son la estimulación de las capacidades autorreguladoras del organismo a través de una forma particular de entrenamiento atencional focalizado en un soporte corporal-emocional-experiencial (concentración pasiva), todo ello bajo una actitud de no interferencia con los procesos emergentes en la terapia. El entrenamiento autogenerado se conforma por un periodo de respiración para calentamiento y el aprendizaje progresivo de seis fases de relajación, por ello el desarrollo de destrezas para su práctica conjunta puede requerir varios meses. Una vez que se logre esto, la persona deberá llevar a cabo [27,28]:

Calentamiento: concentración en la exhalación lenta en cada respiración.

Fase I: concentración en la pesadez de brazos y piernas.

Fase II: concentración en la calidez en brazos y piernas.

Fase III: concentración para tranquilizar el corazón.

Fase IV: concentración para que la respiración sea rítmica.

Fase V: concentración en el estómago, para lograr calidez y suavidad.

Fase VI: concentración para mantener la frente fría.

Cierre: sensación de tranquilidad suprema. Para mantener la destreza, se recomienda practicar una vez al día.

Entre las acciones de la relajación autógena progresiva se encuentran [26]:

- Elegir un ambiente tranquilo y cómodo.
- Disminuir la iluminación.
- Tomar precauciones para evitar interrupciones.
- Sentar a la persona en una silla reclinable o posición cómoda.
- Indicar el uso de ropa cómoda, no restrictiva.
- Observar si hay lesiones ortopédicas de cuello o la espalda a las que la hiperextensión de la columna superior añadiría molestias y complicaciones.
- Revisar aumento de la presión intracraneal, fragilidad capilar, tendencia a la hemorragia, dificultades cardíacas agudas graves con hipertensión u otros estados en los que la tensión muscular podría agravar la lesión fisiológica, y modificar la técnica, según corresponda.
- Enseñar ejercicios de relajación mandibular.
- Hacer que el paciente tense, durante 5-10 segundos, cada uno de los 8-16 grupos musculares principales.
- Tensar los músculos de los pies no más de 5 segundos para evitar calambres.
- Indicar al paciente que se centre en las sensaciones de los músculos mientras están tensos.
- Referir que se centre en las sensaciones de los músculos mientras están relajados.
- Comprobar periódicamente y asegurarse de que la persona relaje el grupo de músculos.
- En caso de que la persona no obtenga la relajación, se debe iniciar la tensión de los músculos.
- Indicar a la persona que respire profundamente y que expulse lentamente el aire y con ello la tensión.
- Realizar una conversación que ayude al paciente a centrarse y sentirse cómodo.
- Terminar la sesión de relajación de forma gradual.
- Brinda oportunidad para que la persona exprese sus sentimientos.
- Sugerir la que se practique sesiones regulares de relajación.

Referencias bibliográficas

1. Lee Fontaine K. Complementary & Integrative Therapies for Nursing Practice. 5th Ed. Education Inc. 2019

2. De Paolis G, Naccarato A, Cibelli F, D'Alete A, Mastroianni C, Surdo L, Casale G, Magnani C. The effectiveness of progressive muscle relaxation and interactive guided imagery as a pain-reducing intervention in advanced cancer patients: A multicentre randomised controlled non-pharmacological trial. Complement Ther Clin Pract. [Internet]. 2019; 34:280–287. [citado 06 dic. 2023]. Disponible en: https://doi.org/10.1016/j.ctcp.2018.12.014

3. Ju W, Ren L, Chen J, Du Y. Efficacy of relaxation therapy as an effective nursing intervention for post-operative pain relief in patients undergoing abdominal surgery: A systematic review and meta-analysis. Exp Ther Med. [Internet] 2019; 8(4):2909-2916. [citado 06 dic. 2023]. Disponible en: https://doi.org/10.1016/j.ctcp.2018.12.014

4. Steinhubl SR, Wineinger NE, Patel S, et al. Cardiovascular and nervous systems changes during meditation. Front Hum Neurosci. [Internet] 2015; 9: 145. [citado 06 dic. 2023]. Disponible en: DOI: 10.3389/fnhum.2015.00145

5. Basso JC, McHale A, Ende V, Oberlin DJ, Suzuki WA. Brief, daily meditation enhances attention, memory, mood, and emotional regulation in non-experienced meditators. Behav Brain Res. [Internet] 2019. [citado 05 dic. 2023]. Disponible en: DOI: 10.1016/j.bbr.2018.08.023

6. Soria-Guerra F, Tárraga-Marcos M, Madrona-Marcos F, Romero de Ávila M, Tárraga-López P. Uso de técnicas alternativas de relajación como terapia al dolor crónico. JONNPR [Internet] 2021; 8(4):2909-2916. [citado 06 dic. 2023]. Disponible en: https://dx.doi.org/10.19230/jonnpr.4063

7. Brandmeyer T, Delorme A, Wahbeh H. The neuroscience of meditation: classification, phenomenology, correlates, and mechanisms. Prog Brain Res. [Internet] 2019; 244:1-29. [citado 05 dic. 2023]. Disponible en: DOI: 10.1016/bs.pbr.2018.10.020

8. Nakao M. Heart rate variability and perceived stress as measurements of relaxation Response. J Clin Med. [Internet] 2019;8(10):1704. [citado 06 dic. 2023]. Disponible en: 10.3390/jcm8101704

9 Bantornwan S, Watanapa WB, Hussarin P, Chatsiricharoenkul S, Larpparisuth N, Teerapornlertratt T, et al Role of meditation in reducing sympathetic hyperactivity and improving quality of life in lupus nephritis patients with

chronic kidney disease J Med Assoc Thai. [Internet]. 2014;97(Suppl 3): S101–107. [citado 06 dic. 2023]. Disponible en: PMID: 24772586

9. Calder CC. The Effects of the relaxation response on Nurses' Level of anxiety, depression, well-being, work-related stress, and confidence to teach patients. Journal of Holistic Nursing American Holistic Nurses Association. 2017; 35 (4): 318-327. [citado 06 dic. 2023]. Disponible en: DOI: 10.1177/0898010117719207

10. Carim-Todd L, Mitchell SH, Oken BS. Mind-body practices: An alternative, drug-free treatment for smoking cessation. A systematic review of the literature Drug Alcohol Depend. [Internet] 2013; 132:399–410. [citado 06 dic. 2023]. Disponible en: DOI: 10.1016/j.drugalcdep.2013.04.014

11. Antonelli M, Donelli D, Gurgoglione FL, Lazzeroni D, Halasz G, Niccoli G. Effects of Static Meditation Practice on Blood Lipid Levels: A Systematic Review and Meta-Analysis. Healthcare (Basel). [Internet. 2024 14;12(6):655. [citado 03 may. 2024]. Disponible en: DOI: 10.3390/healthcare12060655

12. Vitorino Monteiro A, Pinto R, Lemos P, Borges M, Pinto F, Zuzarte P, Abreu A. Meditation as a stress management strategy in cardiac rehabilitation for coronary artery disease patients: a randomized controlled trial. European Journal of Preventive Cardiology, [Internet] 2023; 30 Supp 1. [citado 08 dic. 2023]. Disponible en: https://doi.org/10.1093/eurjpc/zwad125.236

13. Steinhubl SR, Wineinger NE, Patel S, et al. Cardiovascular and nervous system changes during meditation. Front Hum Neurosci. [Internet] 2015; 9:145. [citado 8 dic. 2023]. Disponible en: DOI: 10.3389/fnhum.2015.00145

14. Schneider RH, Grim CE, Rainforth MV, Kotchen T, Nidich SI, Gaylord-King C, et al Stress reduction in the secondary prevention of cardiovascular disease: Randomized, controlled trial of Transcendental Meditation and health education in blacks Circ Cardiovasc Qual Outcomes. [Internet] 2012. [citado 8 dic. 2023]. Disponible en: 10.1161/CIRCOUTCOMES.112.967406

15. Carmona NE, Millett GE, Green SM, Carney CE. Cognitive-behavioral, behavioral, and mindfulness-based therapies for insomnia in menopause. Behav Sleep Med. [Internet] 2023; 21(4):488-499. [citado 8 dic. 2023]. Disponible en: DOI: 10.1080/15402002.2022.2109640

16. Simkin DR, Black NB. Meditation and mindfulness in clinical practice. Child Adolesc Psychiatr Clin N Am. [Internet] 2014 Jul;23(3):487-534. [citado 8 dic. 2023]. Disponible en: DOI: 10.1016/j.chc.2014.03.002

17. Black DS, Slavich GM. Mindfulness meditation and the immune system: a systematic review of randomized controlled trials. Ann N Y Acad Sci. [Internet] 2016;1373(1):13-24. [citado 8 dic. 2023]. Disponible en: DOI: 10.1111/nyas.12998

18. Bower JE, Partridge AH, Wolff AC, Thorner ED, Irwin MR, Joffe H, Petersen L, Crespi CM, Ganz PA. Targeting Depressive Symptoms in Younger Breast Cancer Survivors: The Pathways to Wellness Randomized Controlled Trial of Mindfulness Meditation and Survivorship Education. J Clin Oncol. [Internet] 2021;39(31):3473-3484, [citado 9 dic. 2023]. Disponible en: DOI: 10.1200/JCO.21.00279

19. Fortney L, Taylor M. Meditation in medical practice: A review of the evidence and practice Prim Care. [Internet] 2010; 37:81–90 [citado 9 dic. 2023]. Disponible en: DOI: 10.1016/j.pop.2009.09.004

20. Lu Y, Li P, Li N, Wang Z, Li J, Liu X, Wu W. Effects of Home-Based Breathing Exercises in Subjects With COPD. Respir Care. [Internet] 2020 Mar;65(3):377-387. [citado 9 dic. 2023]. Disponible en: DOI: 10.4187/respcare.07121

21. Magnon V, Dutheil F, Vallet GT. Benefits from one session of deep and slow breathing on vagal tone and anxiety in young and older adults. Sci Rep. [Internet] 2021;11(1):19267. [citado 9 dic. 2023]. Disponible en: DOI: 10.1038/s41598-021-98736-9

22. Ziv, N., Rotem, T., Arnon, Z., & Haimov, I. The effect of music relaxation versus progressive muscular relaxation on insomnia in older people and their relationship to personality traits. Journal of music therapy, [Internet 2008; 45(3), 360–380. [citado 9 dic. 2023]. Disponible en: DOI: 10.1093/jmt/45.3.360

23. Aalami, M., Jafarnejad, F., & ModarresGharavi, M. The effects of progressive muscular relaxation and breathing control technique on blood pressure during pregnancy. *Iranian journal of nursing and midwifery research.* [Internet] 2016; *21*(3), 331–336. [citado 9 dic. 2023]. Disponible en: DOI: 10.4103/1735-9066.180382

24. Silveira Eliseu de Avila, Batista Karla de Melo, Grazziano Eliane da Silva, Bringuete Maria Edla de Oliveira, Lima Eliane de Fátima Almeida. Efecto del relajamiento muscular progresivo en el estrés y bienestar en el trabajo de enfermeros hospitalarios. Enferm. glob. [Internet]. 2020; 19 (58) 466-493. [citado 10 dic. 2023]. Disponible en: https://dx.doi.org/eglobal.396621

25. Dehkordi HA, Jalali A. Effect of Progressive Muscle Relaxation. Acta Med Iran. 2016; 54 (7): 430-436. [citado 10 dic.]. Disponible en: https://acta.tums.ac.ir/index.php/acta/article/view/5009

26. Toussaint L, Nguyen QA, Roettger C, Dixon K, Offenbächer M, Kohls N, Hirsch J, Sirois F. Effectiveness of Progressive Muscle Relaxation, Deep Breathing, and Guided Imagery in Promoting Psychological and Physiological States of Relaxation. Evid Based Complement Alternat Med. [Internet]. 2021. [citado 10 dic. 2023]. Disponible en: DOI: 10.1155/2021/5924040

27. Butcher, HK, Bulecheck, GM, Dochterman JM y Wagner CHM. Clasificación de intervenciones de Enfermería (NIC). 7ª ed. Elsevier, España, 2019.

28. Abuín Manuel R. Terapia autógena: técnicas, fundamentos, aplicaciones en la salud y clínica y apoyo empírico. Clínica y Salud. [Internet]. 2016; 27(3): 133-145. [citado 10 dic.]. Disponible en: https://dx.doi.org/10.1016/j.clysa.2016.09.004

VII. Imaginación guiada

Intervención terapéutica que utiliza de manera dirigida la imaginación, es un estado de concentración enfocada en una representación mental de imágenes sobre algún objeto, lugar, situación o evento que fomenta cambios en las actitudes, el comportamiento y en las reacciones fisiológicas. Se guía a la persona o a uno mismo a visualizar una imagen en la mente e identifique sensaciones para provocar una respuesta física deseada. La imaginación guiada es una técnica de autoayuda eficaz, en el que se recurre al poder de la imaginación percibida por medio de los sentidos para producir cambios en todas las dimensiones de la persona física, socioemocional y espiritual. Esta terapia se conoce también como integración de imágenes, es un método que ha demostrado tener un gran potencial en diversas poblaciones que sufren de eventos estresantes. Las imágenes guiadas implican una guía de instrucción externa para permitir la generación interna de imágenes, que invocan experiencias visuales, auditivas, hápticas y gustativas, además de desencadena respuestas conductuales y fisiológicas logrando así reducir el estrés físico y mental, brinda una mayor sensación de autonomía en el manejo de la enfermedad [1-3].

El uso de imágenes puede ser receptiva donde la persona percibirá mensajes de su cuerpo, o bien, puede ser activo mediante evocación de pensamientos e ideas. La integración activa de imágenes puede orientarse con base en los resultados, es decir la persona visualiza un objetivo, como estar bien y estar sano, puede orientarse según el proceso, situación en que se imagina el mecanismo por el que ocurrirá el efecto deseado, por ejemplo, visualizar un sistema inmunitario fuerte que combate alguna infección o tumoración [4].

Esta intervención tiene muchas ventajas, tales como eficacia, costos reducidos y simplicidad. Por lo tanto, las enfermeras pueden usarlo para relajar al paciente y alcanzar estado estable En este método, se alienta a las personas a practicar respiración abdominal y diafragma profunda, relajación muscular, imagina paisajes como el campo, el mar y el oleaje, y en enfocarse en los sonidos y los olores circundantes.

Los estudios han demostrado que al centrarse en las imágenes y la visualización positiva se puede ayudar a la relajación y al equilibrio del estado de ánimo. En imágenes guiadas, visualización mental positiva y experiencias de humor positivo es posible neutralizar la depresión. Cuando las personas están en ese estado depresivo pueden guiar sus pensamientos negativos para convertirlos en sensaciones agradables. Al respecto, en un estudio de intervención con grupo de casos aleatorios sobre la eficacia de la imaginación guiada y otras terapias de relajación sobre síntomas de depresión, ansiedad, ira y calidad de vida en mujeres con cáncer de mama. Sus hallazgos mostraron que la ansiedad y depresión se redujeron en el grupo de intervención y se mejoró la calidad de vida [4-6].

Las imágenes guiadas tienen numerosas aplicaciones en la práctica de enfermería para reducir la ansiedad de los pacientes antes de los procedimientos invasivos y también para disminuir el dolor postoperatorio, de igual manera se ha empleado para inducir relajación, mejorar la función inmunológica, manejo de los síntomas del dolor, trabajo en el duelo, promover el bienestar y aumentar la sensación de empoderamiento. Ayuda también a los pacientes para discernir sobre el significado de la experiencia de la enfermedad [1,7-9].

Cada sesión de imaginación guiada dura aproximadamente de 10-30 minutos, en los niños su duración es menor de máximo 15 minutos. La sesión se inició con técnicas de relajación que ayuden a la persona a entrar en un estado de transe, las técnicas de relajación más comunes es el de respiraciones lentas y profundas. Después que el paciente se encuentra en un estado tranquilo, el profesional hace la sugerencia de imágenes que produzcan un estado de bienestar, guía las imágenes empleando sugerencias positivas para aliviar síntomas o afecciones específicas. Las imágenes no necesitan ser anatómicamente correctas o vívidas. Un paciente con cáncer podría imaginar barrer las células cancerosas o un paciente con asma podría imaginar los pulmones como un árbol en expansión. La capacidad de usar imágenes guiadas está relacionada con la capacidad del individuo de entrar en un estado alterado de conciencia y de involucrarse o absorberse en las imágenes [2].

Algunos individuos tienen habilidades hipnóticas naturalmente altas: recuerdan imágenes con mayor precisión, generan imágenes más complejas, tienen una mayor frecuencia de recuerdo de sueños en el estado de vigilia y realizan menos movimientos oculares en las imágenes que los visualizadores deficientes. Sin embargo, la mayoría de los individuos pueden usar imágenes si la experiencia se ajusta a sus necesidades y preferencias. Reconocer las preferencias individuales, culturales y de desarrollo para entornos, situaciones y la preferencia por la relajación o la estimulación puede mejorar la efectividad de las imágenes y reducir el tiempo y la frustración con el aprendizaje [10,11].

La mayor parte del tiempo, las sesiones de imaginación guiada están acompañada de la relajación muscular, sin embargo, esto suele ser difícil en pacientes pediátricos e incluso en pacientes adultos, por lo que se destaca que la relajación muscular no siempre es un objetivo. En los casos anteriores se hace la sugerencia de imaginar estados activos donde la persona se imagina realizando ciertas actividades que le generen la sensación de bienestar.

La evaluación y la medición de los resultados son importantes para determinar la efectividad y el valor de las imágenes en la práctica clínica, los resultados de la imaginación guiada están relacionados con el contexto en el que se utilizan e incluyen signos físicos de relajación, niveles más bajos de ansiedad y depresión, acentuación de los síntomas, rendimiento funcional mejorado o calidad de vida, un sentido de significado, propósito y/o competencia y cambios positivos en la actitud o comportamiento. Los beneficios de los servicios de salud pueden incluir costos reducidos, morbilidad y duración reducida de la estadía [6].

Los resultados medidos deben reflejar la situación del cliente y el marco conceptual que proporciona los fundamentos para el uso de imágenes. Si las imágenes se utilizan para facilitar la rehabilitación o el rendimiento, los resultados incluirían medidas funcionales como la mejora de la marcha o la capacidad para realizar una tarea específica. Si se usa la imaginación guiada para controlar los síntomas en pacientes que reciben quimioterapia para el cáncer, los resultados esperados pueden incluir una disminución de náuseas, vómitos y fatiga; imagen corporal mejorada; estados de ánimo positivos; y mejor calidad de vida [11,12].

La imaginación guiada se ha utilizado para una gran cantidad de padecimientos, pero de los más destacables, debido a los altos índices de efectividad tanto en los niños como en los adultos son en el dolor y el cáncer [7,8,13-15]. Algunas instalaciones hospitalarias utilizan la imaginación guiada en la atención rutinaria de los usuarios como métodos complementarios en el tratamiento médico, quirúrgico, psiquiátrico o psicológico para lograr un mejor manejo de la ansiedad y dolor, ejemplos de estos son la utilización de la imaginación guiada en salas de parto, procedimientos odontológicos, y en áreas pre y post operatorias. La terapia no es exclusiva en los hospitales, se puede aplicar en la vida diaria, para controlar el estrés, la ansiedad generada por los problemas cotidianos o bien aquella ansiedad originada en el cambio de hábitos, como dejar de fumar, control de peso, etc.

Una revisión sistemática que examinó la efectividad de las imágenes guiadas para personas con artritis y otras enfermedades reumáticas, encontró una mejor sensación de bienestar, mejor movilidad y manejo del dolor, además de disminución de ansiedad [15,16]. De igual manera en pacientes con fibromialgia, la imaginación guiada disminuyo el dolor, también el nivel de discapacidad, y una mejora en lacalidad de vida relacionada con la salud [17,18]. Existen investigaciones que han medido el efecto de la imaginación guiada durante el embarazo, tuvo efectos favorables en mujeres embarazadas en variables como: el estrés, la ansiedad, la depresión, la frecuencia cardiaca y la tensión arterial [21]. Otra investigación similar, es donde se examinó los efectos de la Imaginación Guiada en la percepción de estrés, así como en parámetros fisiológicos del estrés en mujeres embarazadas hospitalizadas por parto pretérmino. Los resultadosobtenidos indican la utilización de la TIG en la disminución de los niveles de estrésexperimentados diariamente y en la disminución de los valores de la TA sistólica enembarazadas hospitalizadas por parto pretérmino [18,19].

La imaginación guiada tiene gran aplicación en los ámbitos clínicos, tiene gran efectividad en la cirugía, en el parto y en el tratamiento del cáncer, el estrés, la pérdida de peso, la abstinencia del hábito de fumar y el trastorno por estrés postraumático. El profesional de salud puede aplicar la imaginación guiada en conjunto con algunas intervenciones, un ejemplo es guiar al usuario en la aplicación de medicamentos, imaginando que el líquido que entra en su cuerpo está expulsandolas toxinas celulares y al mismo tiempo que sus células se están nutriendo o que imaginen al antibiótico destruyendo las bacterias. Se puede instruir a las personas que experimentan enfermedad o angustia a respirar profundamente y enviar oxígeno curativo y una sensación de paz a los pulmones. Al exhalar, pueden visualizar a las toxinas que salen del cuerpo y desaparecen en el aire. Cuando un órgano específico o una parte del cuerpo se interrumpen, las personas pueden llevar su atención a esa parte e imaginar que los recursos de sanación viajan al órgano para nutrir y apoyar su recuperación [19-22].

Referencias bibliográficas

1. Nguyen, J., & Brymer, E. (2018). Nature-based guided imagery as an intervention for state anxiety. *Frontiers in Psychology*, *2*(9), 1858. [Internet] 2018. [citado 9 dic. 2023]. Disponible en: DOI: 10.3389/fpsyg.2018.01858

2. Lee Fontaine K. Complementary & Integrative Therapies for Nursing Practice. 5th Ed. Education Inc. 2019.

3. Bedford, F. L. A perception theory in mind–body medicine: Guided imagery and mindful meditation as cross-modal adaptation. Psychonomic Bulletin and Review. [INtrernet] 2012; 19, 24–45. [citado 9 dic. 2023]. Disponible en: DOI: 10.3758/s13423-011-0166-x

4. De Paolis, G., Naccarato, A., Cibelli, F., D'Alete, A., Mastroianni, C., Surdo, L., Casale, G., & Magnani, C. The effectiveness of progressive muscle relaxation and interactive guided imagery as a pain-reducing intervention in advanced cancer patients: A multicentre randomised controlled non-pharmacological trial. Complementary Therapies in Clinical Practice. [Internet] 2019; 34, 280–287. [citado 9 dic. 2023]. Disponible en: DOI: 10.1016/j.ctcp.2018.12.014

5. Yoo HJ, Ahn SH, Kim SB, Kim WK, Han OS. Efficacy of progressive muscle relaxation training and guided imagery in reducing chemotherapy side effects in patients with breast cancer and in improving their quality of life. J Care Cancer [Internet] 2005; 13:826-833. [citado 08 en. 2024]. Disponible en: DOI: 10.1007/s00520-005-0806-7

6. Beizaee, Y., Rejeh, N., Heravi-Karimooi, M., Davood Tadrisi, S., Griffiths, P., & Vaismoradi, M. The effect of guided imagery on anxiety, depression, and vital signs in patients on hemodialysis. Complementary Therapies in Clinical Practice. [Internet] 2018; 33, 184–190. [citado 08 en. 2024]. Disponible en: DOI: 10.1016/j.ctcp.2018.10.008

7. Mahdizadeh, M. J., Tirgari, B., Abadi, O. S. R. R., & Bahaadinbeigy, K. Guided imagery: Reducing anxiety, depression, and selected side effects associated with chemotherapy. Clinical Journal of Oncology Nursing. [Internet] 2019; 23(5), E87–E92. [citado 08 en. 2024]. Disponible en: DOI: 10.1188/19.CJON.E87-E92

8. Vagnoli, L., Bettini, A., Amore, E., De Masi, S., & Messeri, A. Relaxation-guided imagery reduces perioperative anxiety and pain in children: A randomized study. European Journal of Pediatrics. [Internet] 2019; 178(3), 913–921. [citado 08 en. 2024]. Disponible en: DOI: 10.1007/s00431-019-03376-x

9. Thompson, M. B., & Coppens, N. M. The effects of guided imagery on anxiety levels and movement of clients undergoing magnetic resonance imaging. Holistic nursing practice. [Internet]1994; 8(2), 59–69. [citado 08 nov. 2023]. Disponible en: DOI: 10.1097/00004650-199401000-00011

10. Apostolo J, Kolcaba K. The effect of guided imagery on comfort, depression, anxiety, and stress of psychiatric inpatient whit depressive disorders. Arch Psychiatric Nurs 2009; 23:403-411. [citado 08 en. 2024]. Disponible en: DOI: 10.1016/j.apnu.2008.12.003

11. Kwekkeboom KE, Wanta B, Bumpus M. Individual difference variables and the effects of progressive muscle relaxation and analgesic imagery interventions on cancer pain. Journal of Pain and Symptom Management. [Internet] 2008; 36(6): 604-615. [citado 08 en. 2024]. Disponible en: DOI: 10.1016/j.jpainsymman.2007.12.011

12. Segerstrom, S. Resources, stress, and immunity: An ecological perspective on human psychoneuroimmunology. Annals of Behavioral Medicine. [Internet] 2010; 40: 114–125. [citado 08 en. 2024]. Disponible en: DOI: 10.1007/s12160-010-9195-3

13. Álvarez-García, C., & Yaban, Z. Ş. The effects of preoperative guided imagery interventions on preoperative anxiety and postoperative pain: A meta-analysis. Complementary therapies in clinical practice. [Internet] 2020. [citado 08 en. 2024]. Disponible en: DOI: 10.1016/j.ctcp.2019.101077

14. Acar, Kadriye PhD; Ersöz, Hasan MD. Effect of Guided Imagery on Patient Comfort, Vital Signs, Pain, Anxiety, and Satisfaction in Cancer Patients Undergoing Port Catheterization with Local Anesthesia: A Prospective Randomized Controlled Study. Cancer Nursing. [Internet] 2024; 47(2): 93-99. [citado 08 en. 2024]. Disponible en: DOI: 10.1097/NCC.0000000000001194

15. Felix, M. M. D. S., Ferreira, M. B. G., da Cruz, L. F., & Barbosa, M. H. Relaxation therapy with guided imagery for postoperative pain management: an integrative review. pain management nursing: official journal of the American Society of Pain Management Nurses. [Internet] 2019; 20(1): 3–9. [citado 08 en. 2024]. Disponible en: DOI: 10.1016/j.pmn.2017.10.014

16. Giacobbi P. Stabler M. Stewart J. Jaeschke A. Siberet J. Kelley G. (2015) Guided imagery for arthritis and other rheumatic diseases: A systematic review of randomized controlled trials. [Internet] 2015. [citado 26 nov. 2023]. Disponible en: DOI: 10.1016/j.pmn.2015.01.003

17. Zech N, Hansen E, Bernady K, & Hauser W. (2016) Efficacy, acceptability, and safety of guided imagery/hypnosis in fibromyalgia- A systematic review and metaanalysis of randomized controlled trials. European Journal of Pain. [Internet] 2016. [citado 09 en. 2014] Disponible en: DOI: 10.1002/ejp.933

18. Bjorn, M., Jesus, S., Morales, M. Estrategias de relajación durante el periodo de gestación. Beneficios para la salud. Clínica y Salud. [Internet] 2013; 24(2): 77- 83. [citado 09 en. 2024] Disponible en: https://dx.doi.org/10.5093/cl2013a9

19. Ukhawounam, U., Limruangrong, P., Pungbangkadee, R., & Vongsirimas, N. Effects of Education and Guided Imagery Program on Stress Level and Coping Behaviors Among Pregnant Women at Risk of Preterm Birth. International journal of women's health [Internet] 2023; 15: 1581–1591. [citado 09 en. 2024] Disponible en: DOI: 10.2147/IJWH.S418693

20. Meghani, N., Tracy, M. F., O'Conner-Von, S., Hadidi, N. N., Mathiason, M. A., & Lindquist, R. Generating Evidence of Critical Care Nurses' Perceptions, Knowledge, Beliefs, and Use of Music Therapy, Aromatherapy, and Guided Imagery. Dimensions of critical care nursing. [Internet] 2020; 39(1), 47–57. [citado 09 en. 2024] Disponible en: DOI: 10.1097/DCC.0000000000000391

21. Heiderscheit, A., Vernisie, S., Magee, W. L., & Shoemark, H. Generating Evidence of Critical Care Nurses' Perceptions, Knowledge, Beliefs, and Use of Music Therapy, Aromatherapy, and Guided Imagery. Dimensions of critical care nursing. [Internet] 2021. 40(1), 59–61 [citado 09 en. 2024] Disponible en: DOI: 10.1097/DCC.0000000000000452

22. Alhawatmeh, H., Albataineh, R., & Abuhammad, S. Differential effects of guided imagery and progressive muscle relaxation on physical and emotional symptoms in nursing students taking initial clinical training: A randomized clinical trial. Heliyon. 2022; 8(10), e11147. [citado 09 en. 2024] Disponible en: 10.1016/j.heiyon.2022.e11147

VIII. Aromaterapia

La aromaterapia es un método complementario, se deriva de la combinación de plantas "aroma" fragancia, y "terapia" tratamiento. Se define como el arte curativo que utiliza la capacidad terapéutica de los aceites esenciales, originada en diversas plantas y obtenida por medio de métodos de extracción que conservan su pureza, la aromaterapia ayuda a generar balance, armonía, promueve la salud del cuerpo, mente y espíritu; actúa en el bienestar y brinda mejor calidad de vida [1].

Los aceites esenciales (AE) o volátiles se extraen de las flores, cortezas, tallos, raíces, frutas y otras partes de las plantas y conservan de éstos su fragancia. Cada uno de los aceites son únicos y tienen propiedades curativas. La aromaterapia utiliza AE como los principales agentes terapéuticos para fortalecer la salud y tratar varias enfermedades; esta terapia utiliza diferentes medios para su aplicación, los más frecuentes son inhalación, aplicación tópica y en el baño corporal, donde penetra el aroma a la piel. Una vez que los aceites están en el sistema, se remodula y actúan de manera amigable [2]. Los aromas son capaces de estimular reacciones psicofísicas, ya sean positivas o negativas, en situaciones de debilidad física e incluso de enfermedad; es posible a través del olfato favorecer la curación mediante los aceites esenciales o el uso de sustancias aromáticas altamente benéficas para el tratamiento de diversas afecciones. También han demostrado ser muy útiles cuando la persona se enfrenta a situaciones que implican tensión emocional [1-3].

El efecto de los AE ha sido investigado en varias partes del mundo, demostrando sus diversas propiedades, entre las que figuran: neuro protectora, antienvejecimiento, antioxidante, antiinflamatoria, antiviral, antibacteriana, antiparasitaria, antifúngicas y anticancerígenas. Además, otros estudios señalaron los efectos de los AE, entre ellos antiestrés, ansiolíticos, analgésicos, cognitivos y autonómicos. Algunos trabajos también señalaron los beneficios en el desarrollo y el potencial de inducir, aunque leve el crecimiento de las celular neuronales [4].

Los AE actúan a nivel de los receptores en los neurotransmisores, al respecto algunos estudios identificaron los efectos fisiológicos y fisiopatológicos. En los resultados fisiológicos se destacaron la modulación emocional, excitación, rendimiento cognitivo, comportamiento circadiano, entre otros. También se identificó los efectos positivos en el sistema nervioso;

actúan de inmediato, observándose en las respuestas fisiológicas dilatación de la pupila, tono muscular, frecuencia cardiaca, presión arterial, temperatura corporal y cambios en la actividad cerebral [5,6]. A su vez en los resultados fisiopatológicos señalaron los beneficios en el dolor, estrés, alteraciones del sueño, ansiedad, depresión, fatiga mental y en el comportamiento agitado. El efecto de los AE es inmediato, como así se afirman en los hallazgos, en tan solo 15 minutos de haberlos utilizado se identificaron respuestas corporales y mejoraron el bienestar físico, socioemocional y mental [6].

La aromaterapia emplea varias permutaciones y combinaciones para obtener alivio de numerosas dolencias como indigestión, dolor de cabeza, insomnio, dolor muscular, problemas respiratorios, dolencias de la piel, articulaciones inflamadas, complicaciones asociadas en la depresión, en la micción, etc. Los aceites esenciales son más beneficiosos cuando se consideran otras prácticas en la dieta y patrones de vida [6-8].

Los AE se consideran elementos complejos, un aceite puede contener entre 50 y 500 sustancias químicas diferentes. Además, poseen un gran número de propiedades medicinales curativas [3]. Los aceites esenciales deben conservarse en condiciones óptimas que garanticen su mantenimiento. Lo mejor es conservarlos en un recipiente oscuro de vidrio, con cerradura hermética y con dispositivo de cuentagotas para evitar las alteraciones por el contacto con la luz y el aire. Se sugiere que en el frasco se guarde como máximo 20 ml, para evitar un deterioro en la calidad del aceite, los frascos solo deben abrirse para emplearse o para reponer su contenido [2].

Los AE o volátiles se extraen de las flores, cortezas, tallos, hojas, raíces, frutos y otras partes de la planta mediante diversos métodos, cada uno de los AE son únicos y tienen propiedades curativas. La práctica de la aromaterapia se ha mejorado mucho a lo largo de los años y se ha adoptado una variedad de métodos de aplicación holísticos que se centran en la totalidad de la persona, que comprende su salud física y mental [4].

La actividad farmacológica de los aceites esenciales comienza cuando entran al organismo a través de los sistemas olfatorio, respiratorio, gastrointestinal o tegumentario. Todos los sistemas corporales pueden afectarse una vez que las moléculas químicas entran al organismo a y llegan a los sistemas circulatorio y nervioso. Los compuestos del aceite esencial entran al sistema circulatorio de manera independiente a la vía por la que se aplican. Los productos inhalados tienen efecto más rápido, pero los compuestos que se absorben durante el masaje pueden detectarse en la sangre 20 minutos después de su aplicación [6-8]. Al inhalar el aceite esencial, las moléculas actúan como agente estimulante, recorre desde la nariz hacia el bulbo olfatorio y se desplaza hacia el sistema límbico en el cerebro. La amígdala y el hipocampo tienen particular importancia para el procesamiento de losaromas. La amígdala dirige las respuestas emocionales, mientras que el hipocampoinvolucra le evocación e integración de la memoria explicita [4,6,7].

El sistema límbico actúa con la corteza cerebral y contribuye a la relación entre lospensamientos y sentimientos, participa en las áreas que controlan la frecuencia cardiaca, la presión arterial, la respiración, los grados de estrés y la concentración de las hormonas. Por ejemplo, el efecto de la lavanda se cree reduce la acción de los estímulos emocionales externos al aumentar el ácido gamma-aminobutírico (GABA), a su vez inhibe las neuronas de la amígdala y produce un efecto sedante similar al del diazepam [4, 8-10]. Otro estudio mostró que la aromaterapia tiene efectos positivos y reduce algunos efectos de las complicaciones de tratamiento de hemodiálisis, como fatiga,ansiedad, dolor, prurito, estrés, entre otros. Mejorando la calidad de vida en los pacientes [11].

La aromaterapia con aceite de frutos morados también ha mostrado efectos positivos en los pacientes sometidos a colonoscopia, disminuye la ansiedad y el disconfot abdominal [12,14]. Asimismo, otros reportes han demostrado que el aceite de lavanda y de árbol de té,pueden actuar como productos químicos disruptores endócrinos que son compuestos naturales o artificiales similares o contrarios a las acciones de las hormonas producidas en el cuerpo humano [4,7,12]. Estudios previos han observado un posiblevínculo entre el uso tópico de aceites esenciales y el inicio de la ginecomastia masculina, o el desarrollo de tejido mamario, en niños pre púberes [13]. Dado que el aceite de lavanda y de árbol de té se compone de cientos de químicos, los científicos del National Institute of Environmental Health Sciences (NIEHS) han expuesto el interés sobre cuáles de estos químicos mostraban actividad hormonal que podría conducir a la ginecomastia prepuberal [13,14].

Los aceites esenciales pueden tener algún efecto psicológico o físico en la persona; ya sea aumentar o reducir la actividad simpática en el humano, y modificar la presión arterial, al igual las concentraciones plasmáticas de adrenalina y catecolaminas. El efecto del aroma del AE puede ser de relajación o estimulación, lo cual depende del tipo de químicos que contenga el aceite, las experiencias previas del individuo y sus gustos; por ende, al seleccionar un AE con fines terapéuticos es importante explorar las preferencias del paciente y el objetivo para el cual se utilizará [1,4,7,8].

Las aplicaciones primordiales de los aceites esenciales en el ámbito de la salud son el cuidado del dolor, relación, ansiedad, depresión, insomnio, agitación, como también en la prevención o tratamiento de infecciones [12-16].

Las enfermeras parteras incorporaron desde hace mucho tiempo los aceites esenciales a su práctica, en especial para reducir el dolor y facilitar la relajación durante y después del parto [17-19]. En el medio hospitalario, los aceites se usan cada vez más para aliviar la ansiedad y la agitación en pacientes con o sin enfermedad, promover el sueño y reducir el dolor y la sedación nocturna [10,16,18-20], así como facilitar la cicatrización de las heridas. La aromaterapia se ha utilizado para tratar el dolor agudo o crónico [17,20,21], la fatiga y las náuseas, controlar las infecciones [19], para mejora del estado de ánimo y la cognición [15,16,22]. La literatura incluye otras evidencias donde refieren el uso de AE, en la prevención del delirio en pacientes críticos, también en la erradicación de pediculosis de la cabeza y como auxiliares para el cese del tabaquismo [23-26].

La aplicación y método de selección (inhalación, ingestión) dependerá de la afección que se trate o lo que se desee lograr, los conocimientos y los parámetros, como también el tiempo disponible y el sitio donde se desea que actúe, el resultado esperado, los componentes químicos delaceite esencial y las preferencias y necesidades psicológicas del paciente. Cuando el aceite a utilizar no tenga buen aroma, se sugiere aplicar de 1 a 5 gotas en un paño o dejarlas flotar en un recipiente con agua caliente, para luego inhalar durante 5 a 10 minutos [2]. Otras técnicas para inhalación incluyen los difusores nebulizadores, vaporizadores,que pueden trabajar con calor, baterías o electricidad y pueden o no requerir el uso del agua. También se pueden verter 5 gotas de aceite esencial en un baño de tina,este baño debe durar 15 minutos. Los aceites esenciales también pueden diluirse con las sales Epson, lo que ayuda a músculos y articulaciones. También se pueden usar compresas y aplicar aceite esencial para el tratamiento deafecciones de la piel o lesiones menores en la compresa se vierten de 4 a 6 gotas del aceite esencial en agua tibia, se empapa la tela, se exprime y se aplica sobre el área afectada, la contusión o abrasión [1-3,25].

El uso de agua muy caliente acelera la absorción de algunos componentes del aceite. El masaje también puede facilitar laabsorción de los aceites esenciales a través de la piel y reducir el estrés percibido por el paciente, con esto se favorece el proceso de sanación [1,5,16]. Para preparar una mezcla para masaje, se diluyen una o dos gotas de un aceite esencial en una cucharadita cafetera 5 ml) de aceite vegetal comprimido en frío, crema orgánica y libre de esencias, o gel. Las mezclas para masaje suelen tener una concentración de 1 a 5% del aceite esencial [7,8,12].

Los AE no deben utilizarse sin diluir sobre las membranas mucosas;incluso sobre la piel íntegra suelen usarse en concentraciones que rara vez exceden de 10%. Cuando se aplican para tratar condiciones como las infecciones vaginales las mezclas de AE pueden prepararse o comprarse integradas [4].

Precauciones en el empleo de los aceites esenciales:

- Los aceites esenciales deben almacenarse en un sitio fresco y protegidos dela luz solar; se conservan en frascos de cristal ámbar o azul.
- Los contenedores deben cerrarse de inmediato tras su uso. Los aceites esenciales pueden oxidarse en presencia de calor, luz y oxígeno, con lo quesu química y su actividad se modifican impredeciblemente.
- Debe tener precaución, los aceites manchan la ropa y telas, y si no se diluyenpueden degradar algunos plásticos.
- Los aceites esenciales deben almacenarse alejados de llamas directasporque son volátiles y muy inflamables.
- Los aceites esenciales deben mantenerse fuera del alcance de niños y mascotas, a menos que se tenga conocimiento amplio sobre la aromaterapiaclínica. Evitar tener los aceites al alcance de niños y mascotas.
- Tener precaución al utilizar los AE cerca de personas con antecedentes de alergias múltiples y de asma.
- Tener cuidado adicional al usar los AE en personas con quimioterapia, porque pueden modificar la velocidad de absorción de los medicamentos cáncer [21,22].

Componentes de los aceites y propiedades importantes [1-3, 7,16,26]:

- Esencias hidrocarbonadas. Como los monotorpenos, actúan como antisépticos atmosféricos y como calmantes locales; los esquitorpenos tienen efecto antiinflamatorio.
- Compuestos azufrados. Como el aceite esencial de ajo, actúa como antiséptico.

- Compuestos nitrogenados. Como el aceite esencial de petit grain, actúa como calmante del sistema nervioso.
- Compuestos ácidos. Tienen efecto antiinflamatorio.
- Cumarinas. Son potentes sedantes del sistema nervioso y tienen acción anticoagulante.
- Éteres. Como el anetol, el apio, la miristicina, actúan como espasmolíticos, sedantes, antidepresivos.
- Lactonas. Tienen efecto mucolítico y expectorante. Se debe tener mucha precaución porque puede ocasionar neurotoxicidad.
- Sustancias oxigenadas. Entre estas están: esteres, como el salicilato de metilo y el acetato de linolino, tienen efecto antiespasmódico y reequilibrante del sistema nerviosos y es también antinflamatorio. Los aldehídos como el citral y el citroneal, tienen efecto antiinflamatorio y sedante; los aldehídos cinámico y cumínico tienen acción antiinfecciosa, pero son muy irritantes en la piel y mucosas.
- Cetonas. Sustancias que en pequeñas dosis actúan como calmantes, regenerativos, y cicatrizantes del tejido cutáneo también tiene propiedades antifúngicas. En dosis altas son neurotóxicos y estupefacientes y pueden provocar reacciones epilépticas y aborto.
- Alcoholes. Los monoterpénicos son antiinfeccioso y neurotónico, también tienen efecto hormonal.
- Fenoles. Como el timol, el carvacrol y el eugenol, tienen acción antiinfecciosa, irritante de las mucosas y son hepatotóxicos.
- Óxidos. Tienen acción mucolítico y expectorante, estimulante de las glándulas, antiparasitario y neurotóxico.

En el caso de afecciones psicológicas como depresión o ansiedad, se dispone demuchos instrumentos confiables para detección, y puede lograrse su validación adicional si se agregan medidas fisiológicas como concentraciones de cortisol o temperatura cutánea [25,26].

Muchos aceites esenciales tienen nombres comunes, los cuales resultan familiares,tales como lavanda, rosa y romero, pero es importante conocer el nombre completo. Por ejemplo, lavanda es un nombre común que incluye tres tipos distintos de lavanda y varias plantas híbridas. El género de la lavanda es Lavándula, y el nombre científico de todas esas plantas inician con ese término. Lavándula angustifolia es un AE con uso e investigación más amplios, y se reconoce como relajante. Las otras dos especies tienen propiedades muy diferentes. La Lavándula latifolia (lavanda espinosa) es estimulante y expectorante; la Lavándula stoechas es antimicrobiana y no es segura cuando se usa por periodos prolongados. Los profesionales de la salud que utilizan la aromaterapia en el medio clínico deben conocer el nombre científico completo del aceite esencial que pretenden usar. Los nombresbotánicos de los aceites esenciales de uso frecuente son [1,25]:

Nombre común	Nombre científico
Albahaca	Ocimum basilicum
Manzanilla cimarrona, dulce o alemana	Matricaria recutita
Manzanilla común o romana	Chamaemelum nobile
Salvia romana, esclarea o amaro	Salvia sclarea
Eucalipto	Eucalyptus globulus
Jengibre	Zingiber officinale
Lavanda verdadera	Lavándula officinalis o L. angustifolia
Limón	Citrus limón
Menta	Mentha piperita
Rosa	Rosa damascena
Sándalo	Santalum album
Árbol del té	Melaleuca alternifolia

Tomado de: Lee Fontane K. [1]

78

Referencias bibliográficas

1. Lee Fontaine Karen. Complementary &Integrative Therapies for Nursing Practice. 5th Ed. Pearson. Education Inc. 2019.

2. Sell C. Chemistry of essential oils. In Handbook of Essential Oils; CRC Press: Boca Raton, FL, USA, 2020.

3. Battaglia S. The complete guide to aromatherapy, 2nd ed. Brisbane: International Centre of Holistic Aromatherapy. 2003.

4. Fokou JB, Dongmo P, Boyom F. Essential oil's chemical composition and pharmacological properties. In Essential Oils-Oils of Nature; IntechOpen: London, UK, 2020.

5. Lee MS, Choi J, Posadzki P, Ernst E. Aromatherapy for health care: An overview of systematic reviews. Maturitas. [Internet] 2012; 71(3): 257–260. [citado 16 nov. 2023]. Disponible en: DOI: 10.1016/j.maturitas.2011.12.018

6. Mehdizadeh L, Moghaddam M. Essential Oils: Biological Activity and Therapeutic Potential. In Therapeutic, Probiotic, and Unconventional Foods; Academic Press: Cambridge, MA, USA. [Internet] 2018:167–179. [citado 16 nov. 2023]. Disponible en: https://doi.org/10.1016/B978-0-12-814625-5.00010-8

7. Kiecolt-Glaser J, Graham J, Malarkey W. Olfactory influences on mood and autonomic, endocrine, and immune function. Psychoneumendocrinolog. [Internet] 2008; 11(15):765-772 [citado 16 nov. 2023]. Disponible en: DOI: 10.1016/j.psyneuen.2007.11.015

8. Angelucci F, Silva V, Dal Pizzol C, Spir L, Praes C, Maibach H. Physiological effect of olfactory stimuli inhalation in humans: An overview. Int. J. Cosmet. Sci. [Internet] 2014; 36 (2): 117–123. [citado 16 nov. 2023]. Disponible en: DOI: 10.1111/ics.12096

9. Tisserand R. Lavender beats benzodiazepines. Int J Aromather. 2008. [citado 16 ago. 2023].

10. Pereira M, Moreira C, Izdebski P, Dias A, Nogueira-Silva C, Pereira M. How does hedonic aroma impact long-term anxiety, depression, and quality of life in women with breast

cancer? A cross-lagged panel model analysis. Int. J. Environ. Res. Public Health [Internet] 2022; 19, 9260. [citado 16 nov. 2023]. Disponible en: DOI: 10.3390/ijerph19159260

11. Bouya S, Ahmadidareshsima S, Badakhsh M, Balouchi A, Koochakzai M. Effect of aromatherapy interventions on hemodialysis complications: a systemic Review. [Internet] 2018; 23: 130-138. [citado 16 nov. 2023]. Disponible en: DOI: 10.1016/j.ctcp.2018.06.008

12. Hozumi H, Hasegawa S, Tsunernari T, Sanpei N, Arashina Y, Takahashi K. Aromatherapies using osmanthus fragans oil and grapefruit oil are effective complementary treatment for anxious patients undergoing colonoscopy: a randomized controlled study. Complementary Therapies in Medicine. [Internet] 2017; 34: 165-169. [citado 19 nov. 2023]. Disponible en: DOI: 10.1016/j.ctim.2017.08.012

13. Ramsey T, In YL, Arao Y, Naidu A, Coons L, Díaz A, Korach K. Lavender products associated with premature thelarche and prepubertal gynecomastia: case reports and endocrine-disrupting chemical activities. Journal of Clinical Endocrinology & Metabolism. [Internet]2019; 104 (11): 5393-5405. [citado 19 nov. 2023]. Disponible en: DOI: 10.1210/jc.2018-01880

14. Abbasijahromi A, Hojati H, Nikooei S, Jahromi H, Dowlatkhah H, Zarean V, Farzaneh M, & Kalavani A. Compare the effect of aromatherapy using lavender and Damask rose essential oils on the level of anxiety and severity of pain following C-section: A double-blinded randomized clinical trial. Journal of complementary & integrative medicine. [Internet] 2020; 17(3) [citado 24 nov. 2023] Disponible en: DOI: 10.1515/jcim-2019-0141

15. Son H K, So W, & Kim M. Effects of aromatherapy combined with music therapy on anxiety, stress, and fundamental nursing skills in nursing students: A randomized controlled trial. International journal of environmental research and public health [Internet] 2019; 16(21), 4185. [citado 24 nov. 2023] Disponible en: DOI: 10.3390/ijerph16214185

16. 2 A, Wichit S, Koomhin P. The effects of essential oils on the nervous system: A scoping review. Molecules. [Internet]2023; 28(9):3771[citado 24 nov. 2023] Disponible en: DOI: 10.3390/molecules28093771

17. Deng C, Xie Y, Liu Y, Li Y, & Xiao Y. Aromatherapy plus music therapy improve pain intensity and anxiety scores in patients with breast cancer during perioperative periods: A randomized controlled trial. Clinical breast cancer [Internet] 2022; 22(2):115–120 [citado 24 nov. 2023] Disponible DOI: 10.1016/j.clbc.2021.05.006

18. You L, Guo N, Wang T, Yu X, Kang X, Guan Y, Liu H, Dong J, Bian P, Wang S, & Bai C. Effects of aromatherapy on fatigue, quality of sleep and quality of life in patients with inflammatory bowel disease: A feasibility study. Complementary therapies in clinical practice [Internet] 2022; 49, 101648. [citado 24 nov. 2023] Disponible en: DOI: 10.1016/j.ctcp.2022.101648

19. Rafii F, Ameri F, Haghani H, & Ghobadi A. The effect of aromatherapy massage with lavender and chamomile oil on anxiety and sleep quality of patients with burns. Burns: journal of the International Society for Burn Injuries. [Internet] 2020; 46(1), 164–171. [citado 25 nov. Disponible en: DOI: 10.1016/j.burns.2019.02.017

20 Ardahan Akgül E, Karakul A, Altın A, Doğan P, Hoşgör, M, & Oral A. Effectiveness of lavender inhalation aromatherapy on pain level and vital signs in children with burns: a randomized controlled trial. Complementary therapies in medicine. [Internet] 2020; 60, 102758. [citado 25 nov. Disponible en DOI: 10.1016/j.ctim.2021.102758

21. Corasaniti MT, Bagetta G, Morrone L, Tonin P, Hamamura K, Hayashi T, Guida F, Maione S, & Scuteri D. Efficacy of essential oils in relieving cancer pain: A systematic review and meta-analysis. International journal of molecular sciences [Internet] 2023; 24(8), 7085. [citado 25 nov. 2023] Disponible en DOI: 10.3390/ijms24087085

22. Brennan S, McDonald S, Murano M, & McKenzie J. Effectiveness of aromatherapy for prevention or treatment of disease, medical or preclinical conditions, and injury: protocol for a systematic review and meta-analysis. Systematic reviews [internet] 2022; 11(1), 148. [citado 25 nov. 2023] Disponible en DOI: 10.1186/s13643-022-02015-1

23. Candy K, Akhoundi M, Andriantsoanirina V, Durand R, Bruel C, & Izri A. Essential Oils as a Potential Treatment Option for Pediculosis. Planta médica. [Internet] 2020; 86(9):619–630. citado 25 nov. 2023] Disponible en DOI: 10.1055/a-1161-9189

24. Avello M, Fernández P, Fernández M, Schulz B, De Diego M, Mennickent S, et al. Efecto pediculicida de una formulación en base a Eucaliptus globulus L. Rev. chil. infectol. [Internet]. 2016; 33(4): 433-437. [citado 18 nov. 2023] Disponible en: http://dx.doi.org/10.4067/S0716-10182016000400008

25. Farrar AJ, Farrar F. Clinical aromatherapy. Nurs. Clin. [Internet]2020; 489-504 [citado 18 nov. 2023] Disponible en: DOI: 10.1016/j.cnur.2020.06.015

26. Kang   J, Kang Y, Cho M, Lee S,   Yun Y, Jeong Y, Won   J, Hong S. Effects   of nonpharmacological interventions on sleep improvement and delirium prevention in critically ill patients: a systematic review and meta-analysis Aust. Crit. Care [Internet] 2022; 36 (4):640-649. [citado 14 dic. 2023] Disponible en: 10.1016/J.AUCC.2022.04.006

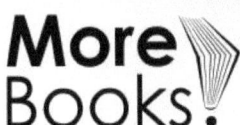
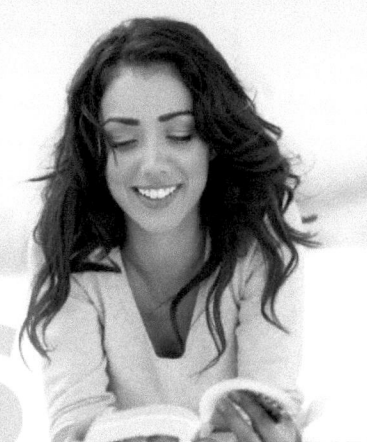

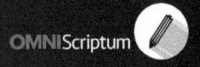

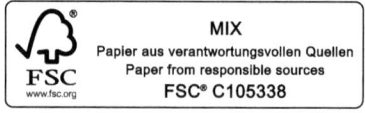